ナースの働き方相談室

看護部も経営者も
気になるQ&A 25

竹中君夫 著

はじめに

「働き方改革」が話題です。でも、医療の現場は、相変わらず帰れないし休めない……大丈夫なのでしょうか。ＷＬＢ（work-life balance／仕事と生活の調和）に力を入れたから、子育て中の人には少しゆとりができたけれど、病院の24時間体制が変わったわけではないので、それ以外のベテランや中堅層、さらに新人にまで、超過勤務や夜勤のしわ寄せがきて、みんなフラフラだという話も聞きます。

「理想を掲げることも大切だけど、〝今〟働いてくれる人がいなくて燃え尽きそうな看護の現場に、もっと目を向けてほしい！」――そんな思いに応えようと、具体的な対策を提案したのが『ナースが元気になる人事管理――ＷＬＢ成功メソッド18』（日本看護協会出版会、２０１８年刊）でした。

この本が、特に〝現場〟の皆さんに好評だったそうで、２０１９年の春、出版社のＴさんから「もう一冊、続編を書いてみませんか？」と連絡をいただきました。そこで、かつて訪問した都道府県看護協会や病院などで、少しは内緒の話ができるようになっていた皆さんに「ナースの働き方について、困っていることや疑問に思っていることはありませんか?」とリサーチしたところ、想像を超える反響がありました。

部長や師長といった看護管理職にはじまり、チームリーダーや新人など現場の第一線で頑張り続けているナース、続いて、病院の人事部や行政機関でナースの獲得に奔走している人たち、加えて、就職活動をしている学生と彼らを支援する先生方、さらにさらに、都道府県看護協会のナースセンターで日頃からナースと面談している人たちまで……わずか2週間で、A4サイズの紙で10枚に及ぶ「悩み」「怒り」「不安」が詰まったレポートができあがりました。

普段から、とても忙しくしている皆さんからの〝リアル〟エピソードばかり。これに回答するだけで、本が1冊完成してしまうほどの内容でした。

というわけで、本書ではまず**〝現場〟の皆さんからの「怒り」「悩み」**を紹介した後に、**〝現場〟の〝本音〟で対策を提案**する流れでまとめていきます。

首都圏から地方まで全国で実際に発生している難しいテーマばかりですから、すっきりと答えられたものは多くありません（残念ながら、そんなに甘くはありません！）。それでも、目の前にある難しい状況に何とか対応できて、将来にも希望がつながっていくような流れを意識してポイントを整理してみましたので、〝今〟困っているという人に読んでもらえるとうれしいです。

医療機関の組織マネジメントを担当する者として、年齢や働き方、あるいは住んでいる地域などに関係なく、**優しいナース（意地悪なナースではない！）**には、いつまでも元気に働き続けてほしいと思っています。

なお、皆さんからの相談にはなかったものの、今後、とても重要な意味をもちそうなキーワードについては、**「レポート」**として取り上げ、対策を提案しています。目の前の課題を一つひとつ突破していくことも大切ですが、一歩下がったところから、冷静に全体像を見つめられるようになると、もっとうまくいくと思います。今後、数年間の動向も想定してまとめてみましたので、こちらは「本当かなあ？」と一緒に考えるつもりで読んでもらえるとうれしいです。

２０２０年６月

社会医療法人明和会医療福祉センター　**竹中君夫**

社会医療法人明和会医療福祉センター（鳥取県鳥取市）

渡辺病院（精神科・心療内科・神経内科 308 床：写真右）、ウェルフェア北園渡辺病院（内科・神経内科・リハビリテーション科 360 床：写真左）を中核に、3 つの認知症グループホームなど福祉部門を含めて約 720 名（うち看護職は約 320 名）の職員が在籍している。医療機関として、全国初となる「均等・両立推進企業表彰」（厚生労働省）ファミリー・フレンドリー企業部門厚生労働大臣優良賞（2016 年度）や、第 4 回「ワーク・ライフ・バランス大賞」（ワーク・ライフ・バランス推進会議）優秀賞（2010 年度）を受賞するなど、ナースの多様な働き方と病院経営を両立させているダイバーシティ・マネジメントの成功モデルとして知られている。

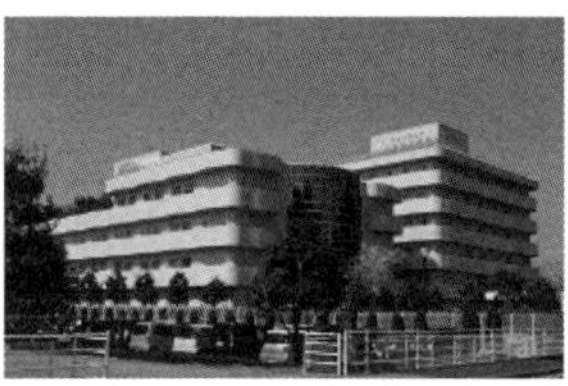

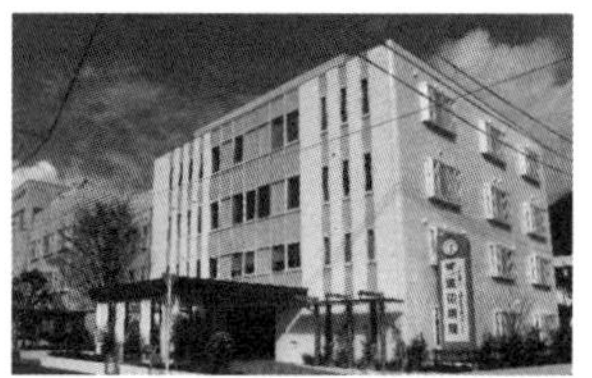

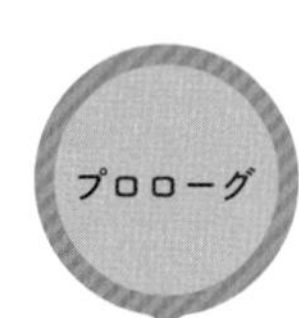

目次

働き方改革法は“頑張る人”を大切にする
――主要テーマが一気に片づく大チャンス 121

どんな働き方をしてもエースになれる！
——成功モデルの看護部が大切にするデータ 163

PART 6

組織とスタッフの信頼関係は〝定時退勤〟がカギ
——流行の人事制度より残業対策を大切に 183

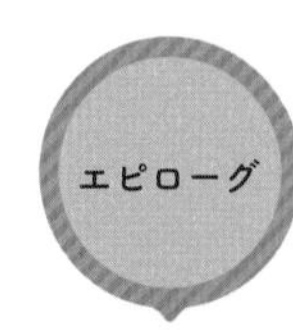

専門知識より普通の感覚
――優しい人を大切にするというシンプルな目標で 201

本書に登場する重要ターム

WLB（work-life balance）

仕事と生活の調和。いきいきと働く一方で、子育てや介護、あるいは個人の時間なども大切にできている、仕事と生活のバランスが十分にとれた状況。本書では、24時間体制かつ女性中心という、他職種にはない難しい課題を抱えたナースのWLBを支えるために必要な人事テーマを取り上げます。また、多様な勤務形態や休日の保障だけでなく、育成・処遇や経営サイドの課題なども含めた経営戦略として、WLBという言葉を使っています。

ダイバーシティ・マネジメント（diversity management）

ダイバーシティ（多様性）とは、一般企業では、性別や年齢、国籍等に関係なく、さまざまな人材が活躍できるような組織マネジメントを指すようです。ナースの組織マネジメントについてまとめた本書では、特に夜勤回数や勤務時間、雇用形態などの多様性に着目し、優しいナースが元気に働き続けられるような柔軟な組織運営を（ナースの）ダイバーシティ・マネジメントと位置づけています。

ナースセンター

1992年に制定された「看護師等の人材確保の促進に関する法律」に基づき設置。中央ナースセンターは日本看護協会が厚生労働省から、都道府県ナースセンターは看護協会が都道府県から指定を受けて運営しています。47都道府県に必ず1つのナースセンターがあり、看護職確保対策に向けた取り組みを行っています。本書ではナースセンターの担当者からいただいた生の声も紹介しています。

注：本書で【Q】として紹介しているのは、筆者がいろいろな方から直接聞いたり電子メールをいただいたりした生の声……実話です。ただ、なかには、**具体的すぎる内容や特徴的な方言などから、「声」の発信者がわかりそうな話**もありました。貴重な情報をいただいた皆さんにご迷惑が及ばぬように仮名とし、最低限の範囲で表現を変えたり、複数の話を組み合わせたりしています。

プロローグ

こんなのおかしい!　私は怒っている!

――〝現場〟から寄せられた生の声

実は、私に届く相談で一番多いのは、「もう本当に頭にきた！」という怒りと嘆きの声です。本来は穏やかで温厚そうな人ばかりなのに……すごく怒っていて、悩みは深いです。「権利、権利と主張する人だけが得をして、しんどい思いをして頑張ってくれる人が報われない、何とかなりませんか?」「法律が大切なことは当然ですが、逆に不公平な感じさえします」などなど……。気持ちはとてもよくわかります。私も全く同じ思いだからです。誠実な人が大切にされないと、みんな救われない……そんな病院は悲しすぎます。

この【プロローグ】では、普段は優しいはず（?）の皆さんから届いた生の声をいくつかご紹介します。やや過激に書かれている内容については、少しやわらかい表現に変更していますが、基本的には原文のままですから、現場の「怒り」や「不安」を感じてもらえると思います。

〝現場〟から届いた「怒り・不安・嘆き」

それでは早速、全国から届いた現場の声をご紹介しましょう。

＊

▼どうして自分勝手な人が有給休暇でも得をするの？

退職者や育児休業中の人が多い病棟で、ただでさえ休みが取れなくて困っていたところに、今度は**「働き方改革」によって有給休暇取得の指示**がきて、病棟師長としてはもうお手上げです。みんなで休めればいいけれど、あるナースが、周囲に遠慮することもなく、好きなように休みを取っているのです。ほかのスタッフの不満もたまってきています。どうしたらいいのでしょうか？

▼キレイごとばかりのWLBはもうたくさん……夜勤者の身にもなって！

うちの人事部は最悪です。どこのコンサルタントに影響されたのか「これからはWLBだ。ダイバーシティ・マネジメントだ」と、子育て支援のために夜勤免除をどんどん進めたのが10年前。今、ものすごく深刻な夜勤者不足で患者さんも危険な状況です。先日の会議で「夜勤対策に力を入れる！」と話してたけど、今や**5年以上夜勤から離れた人ばかり……ナースの夜勤はそんなに簡単じゃない！（怒）**

▼始業前の勤務に気を遣ってくれるのはありがたいけれど、私の自由はどこに？

私は勤務開始の1時間前には職場に着いて、コーヒーを飲んだり、ゆっくり看護記録を読んだりしてから勤務を開始するのが好きです。ところが、**「始業前残業はダメ！」**と言われて、20分前にしか職場に入れないルールになりました。超過勤務手当を支給しなければならないから、というのが理由のようです。もともと残業が多い職場ではないし、やりすぎですよ。

▼パワハラで現場は大混乱！

最近、毎日のようにハラスメントの話題を耳にします。一番困るのは、**パワハラについて師長や主任が混乱している**ことです。「あれはパワハラ？」「これはパワハラじゃない？」なんて意識しながら仕事はできないし、かといって無視もできないし……。スタッフから突き上げられる恐れもあって、師長や主任になりたくないというナースも増えています。どのように対策したらいいでしょうか？

▼きちんと働いている人の給料が安いのはひどい！

うちの病院では今、10年前の開設時に新卒採用したナースの出産ラッシュです。全員正職員で、育児休業も取れるのですが、代替として中途採用したナースには1年契約の人がたくさんいます。夜勤も頑張ってくれて、中堅クラスの活躍をしているのに、**1年契約の職員だから、基本給もボーナスも正職員よりはるかに低い**のです。「育休から復帰してきたナースは、短時間勤務などで楽をしているのに」と思うと、我慢できません。こんなこと、許されますか？

＊

「私もそうだ！　思い当たる！」という人も多いのではないでしょうか。ざっと紹介しただけで、これだけたくさんの「怒り」があります。相談の多くは電子メールで届くものですから、ここ数年は休日に返信を書くことが増えました（もちろん無償……まあまあ大変です）。

それでは、まずは難しい理屈は抜きにして、このうちのいくつかに回答してみます（ちなみに、ここでお答えしていない相談については、【PART1】以降の本編で触れていきますので、ご安心ください！）。

では、早速……「有給休暇」に関する相談です。

Q01▼▼▼ どうして自分勝手な人が得をするの？

（相談者：最近、病棟師長になった赤星さん）

私が師長をしている病棟は、退職者や産休中の人がいてナースが不足気味です。そこに、看護部長から「働き方改革法の大切なテーマだから、有給休暇はきちんと取るように」という指示が届きました。私たちは、みんなで譲り合って有給休暇をフルに使おうと話し合ってきました。

それを台無しにしたのが、今まさに子育て中の三井さんです。「**赤星師長、子育ては大変なんです。有給休暇を取ることは、働く人の大切な権利なんですよ**」と言って、周囲に遠慮することもなく、好きなように休んでいます。「私だって3人の子どもを育ててきたんだから、子育てが大変なことくらい、あなたに言われなくたってわかってるわよ！」とカチンときています。先日も、主力スタッフの3人が怒って私に言ってきました。「赤星師長、もっと強く指導してください！三井さんが好き勝手に休むから、みんな休めません。彼女は患者さんのことも、どうだっていいんです。あんなのナースじゃありません！」

私だって強い指導をしたい。でも、先日の労務研修では、有給休暇取得の権利の大切さを伝えられたうえに、有給休暇希望を変更させるには時季変更権を行使するとか……何だかハードルが高くて難しそうな話ばかりでした。もっとスッキリとした対応はできないのでしょうか？

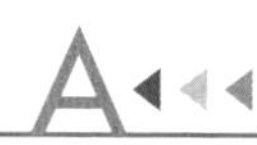

わがままな人に遠慮などいりません。きちんと指導してあげるのが三井さんのためです。希望する日に有給休暇を取ることは大切な権利ですから、子育て中である三井さんにとっては特に重視したいところですし、強い指導をためらう赤星師長の気持ちもわかります。

でも、**希望日に有給休暇を取る権利は、働いているみんなにある**のです。みんなの休みたい希望日が重なったときに、誰を優先するかという順番が書かれた法律はないと思います。ですから、子育て中の三井さんが周囲の希望を押し退け続けたのだとしたら、同僚の皆さんの有給休暇の権利を侵害している……といえないこともないのです。三井さんに配慮したいところではありますが、その一方で、お互いに譲り合うという意識も大切です。

ナースの皆さんに限らず、これまで、多くの職場では子育て中の女性に厳しすぎたのだろうと思います。その反動なのかもしれませんが、今では子育て中の人の行きすぎた権利主張を許す職場が増えているようです。それは権利主張をしない、我慢している人に厳しすぎる職場ということですから、大きな問題です。

また、患者さんには、良質な医療サービスを受ける権利があります。いくら「有給休暇は希望日に」といっても、患者さんの権利とぶつかった場合はどうするのか、という考え方もあります。**権利を濫用せず、お互いさま意識をもって対応できる人が増えるほど、みんなに優しく自由度の高い年休行使が可能な職場ができあがります**。労働契約法の第3条的な考え方で、堂々と、スッキリ対応してください。

■**労働契約法より抜粋**（労働契約の原則）

第３条　労働契約は、労働者及び使用者が**対等の立場における合意**に基づいて締結し、又は変更すべきものとする。

２　労働契約は、労働者及び使用者が、就業の実態に応じて、**均衡を考慮**しつつ締結し、又は変更すべきものとする。

３　労働契約は、労働者及び使用者が**仕事と生活の調和にも配慮**しつつ締結し、又は変更すべきものとする。

４　労働者及び使用者は、労働契約を遵守するとともに、**信義に従い誠実**に、権利を行使し、及び義務を履行しなければならない。

５　労働者及び使用者は、労働契約に基づく権利の行使に当たっては、それを**濫用することがあってはならない**。

続いては「給与」の格差に関する相談です。

Q02 ▼▼▼ 1年契約のナースが冷遇されていいの？

（相談者：民間病院から民間病院に転職した看護部長の真弓さん）

噂には聞いていたけど、こんなひどいことがあっていいんでしょうか？　新設から10年が経過したうちの病院では、開院時に新卒採用したナースの出産ラッシュを迎えています。全員正職員として採用していますから、きちんと育児休業も取れて、それはいいことなのですが、産休による欠員を見越して中途採用した職員には、1年契約のナースがたくさんいます。その給料を聞いてビックリしました。夜勤も頑張ってくれて、看護部の中堅クラスの活躍をしているのに、基本給は正職員より低いし、ボーナスも少ないのです。

春になって、正職員のナースたちが育休から続々と復帰してくると、どうにも我慢できなくなりました。悠々と休んだうえに、復帰してきても、**短時間勤務などで楽な勤務をしている正職員よりも、フルタイムで働いて看護部を支えてくれている1年契約のナースのほうが、はるかに安い給与で働いている。**以前に私が在籍していた病院では、基本給やボーナスの格差はありませんでした。

病院の経営チームに相談したら「使える人件費は限られているんです。それとも、看護部のほうで子育て中の正職員を辞めさせてもらえますか？　その分、1年契約の人の給料に回せますよ」と言われました。こんな病院に転職するんじゃなかった。もう許せません。

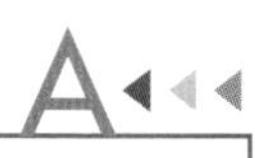

頭にくる気持ちはとてもよくわかりますが、このお悩みを解決するのは簡単ではありません。看護部で働く皆さんにも覚悟が必要です。

まず、こうしたケースで決して許されないのは、育児中の正職員を退職に追い込むような、さらにひどい対応が行われることです。もし、ここが崩れてしまうと、人権を無視した職場になります。でも、同じ仕事をしているのに、給与やボーナスが不当に低いのも、立派な人権侵害だと思います。ですから、真弓看護部長の病院が行っている対応は、ひどいものではあるのですが……「使える人件費は限られている。全職員に手厚い待遇をしていたら病院の経営が成り立たない」と主張されると、厳しいものがあります。

そこで、真弓看護部長が以前に在籍していた病院のことをイメージしてほしいのです。病院によって、驚くほど収入差があるわけではありません。でも、前職の病院は誠実な対応ができているうえに、経営的にも大丈夫だったわけです。**看護部と経営サイドが連携して、きめ細かく丁寧なマネジメントが行われていたこと**は間違いありません。育休明けの人も、1年契約の人も、納得できるような対応でもあります。

おそらく、この本で取り上げるすべてのテーマにきちんと対応できていたのが、その病院です。何か1つという特効薬のようなものはありませんので、複数のテーマに同時に取り組んでいく覚悟で本書を読み進めてください。

実は、真弓看護部長が遭遇した深刻な問題を解消する大きなニュースがあります。すでに有給休暇取得や超過勤務制限などで皆さんの生活に大きな変化をもたらしている**働き方改革法、その最重要テーマの一つが、2020年4月に施行された「雇用形態に関わらない公正な待遇の確保」**なのです。「契約職員や定年延長者は、基本給もボーナスも低い金額にして経費節減する」というひどい取り扱いが禁止されて、同じ仕事をしている限り公正な待遇が行われるようになりました。

ただ、強制力のある法律に従うだけの職場では、このテーマで経営的に無理をした分、法律で規制されない別の領域で、つらい条件を労働者に適用するといった事態も懸念されます。

本書では、この難度の高いテーマに対して、法律に頼ることなく組織マネジメントを成功させる方法について言及していきます。詳しくは【PART4】で説明します。

次は、「手当」についての相談です。

Q03 こんなに大変なのに、どうして夜勤手当が出ないの？

（相談者：深刻な夜勤者不足の病棟を支える主任看護師の澤北さん）

うちの病院は育児中のスタッフが極端に多くて、深刻な夜勤者不足がもう5年以上続いています。日勤（8時30分～17時）・準夜勤（16時30分～25時）・深夜勤（24時30分～9時）の3交代制勤務で回せるだけの夜勤要員が確保できないので、17時～9時の2交代制夜勤を採用して、実質的に夜勤要員一人あたりの夜勤時間数を増やすことで何とか対応してきました。いわゆる16時間夜勤を、みんな月に5～6回担当するわけで……もうヘトヘトでした。

経営側もそのひどさを見かねたのか、1年前から21時～9時の12時間夜勤が導入されて、かなり夜勤が楽になったのはよいのですが、その組み合わせで8時30分～21時30分の長日勤もスタートしました。午前の看護処置と、夕方の食事介助を含む処置、もともとの日勤と準夜勤の一番忙しい時間を両方カバーするために、今度は、長日勤でみんながヘトヘトです。

でも、本当に頭にくるのは「21時30分に勤務終了するということは、**法律が定める深夜帯（22**

時〜5時）には働いていないから、割増賃金の対象ではない……つまり、夜勤手当は出ません」という人事部の説明です。これだけしんどい勤務なのに、夜勤手当が出ない分、結果的に給料が減るようになったのです。本当に頭にきて、人事部に文句を言いに行ったら「でも、法律的に無理ですね」って、ひどすぎませんか？

A

ひどいですね。でも、基本的には、夜勤手当の額を決定するのは経営サイド……つらいところです。といっても、「法律的に無理」という人事部の説明をやっつけることはできるはずです。

たとえば、3交代制勤務を採用している病院の中で、準夜手当は三千円、深夜手当は五千円というように、手当額に大きな格差をつけている病院は少ないようです。ちょっと考えてみてください。準夜勤務が法律上の深夜帯にかかるのは22時〜1時くらいのせいぜい3時間、これに対して深夜勤務は12時〜5時と5時間に及ぶ可能性があり、もし法律上の「深夜割増賃金＝夜勤手当」とすれば、深夜手当は準夜手当より、はるかに大きな金額でないとおかしいのです。

さらに、多くの病院で夜勤手当は、1年目のナースも30年目のナースも一律同一金額です。もし、「深夜割増賃金＝夜勤手当」とすれば、基本給が高いナースほど高額の夜勤手当となります。一律手当ということは、深夜割増だけではなく、基本給の低いナースに対して経営判断による上積みがあることの証明なのです。

つまり、法律上の深夜割増だけではなく、**負荷が大きく専門性の高い仕事に対して報酬で応えるという、経営者の医療に対するプライド**が夜勤手当に込められてきたのです。とすれば、多くのナースが、準夜帯の勤務では夕食介助から所定の処置が終了する20時くらいまでが大変と話しているのですから、22時より早く勤務が終了していようがいまいが、所定の手当を支給したとしても、決しておかしなことではありません。法律は、最低限のルールを決めているだけのこと、そんな最低基準だけを意識して人事担当者が夜勤帯の手当を説明することは、これまで経営者が示してきたプライドに反することであり、何か悲しいです。

ここで、少し内緒のいい話があります。働き方改革法の〝勤務間インターバル〟を大きな契機として、病院の評価が分かれ始めているということです。この夜勤手当の話に注目している医療機関も割と多いのです。【PART4】で詳しく掘り下げます。

最後にご紹介するのは、医療とは直接関係のない立場にあるお二人からのコメントです。相談というより「不満」といった感じかもしれませんが……。

Q04 「ナースが大変！」って本当なの？

（相談者：県庁で看護職確保を担当する川藤さん）

今の部局に配属されて以来、「ナースは忙しい！　大変だ！」と盛んに聞かされています。私は、これまで医療とは関係のない領域で働いてきたのですが、「ナースが大変！」は本当に本当なのでしょうか？　銀行・マスコミ・流通……ナースだけじゃなく、みんな大変なのではないですか？　**あちこちの病院の看護部が調査結果を発表している残業時間数も、大したことない**ですよ。県庁の職員とナースとでは、忙しさの質が違うかもしれないけど、ナースみたいに助けてもらえることなんてあり得ません。みんな忙しいのに、どうしてナースばっかり……。

Q05 ナース不足というけど、大騒ぎしすぎでは？

（相談者：一般企業で総務部長を務める江夏さん）

最近、医療機関の労働に関するニュースが多いけど、1カ月の残業が100時間を超える人があんなにたくさんいるなんて……。たしかに医師の残業は深刻だし、IT業界のエンジニアみたいですよね。だけど、ナースはまだまだ恵まれてるんじゃないですか？　公開されている論文や専門書の特集などを読むと、**平均残業時間は20～30時間**のようだから、一般企業のサラリーマンと変わらない。ナース不足で医療の現場は深刻だって聞くけど、ちょっと大騒ぎしすぎなんじゃないのかな？

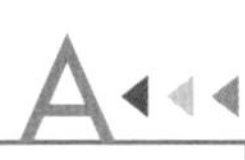

ナースの皆さんには言いづらいのですが、同じような話を社会保険労務士や他業界の人事担当者から、たくさん聞かされるのです。みんな口をそろえて、「月15～20時間の残業対策が話題になるなんてあり得ない。ナースはいいなあ」です。この誤解、ナースの皆さんにも責任の一端があるような気がします。本当にちょっとしたことですから、ポイントを説明すれば、すぐにほとんどの人が納得して、「そうか！　やっぱりナースは深刻なんだ」と理解してくれます。

それは、勤務時間に関して一般のオフィスワーカーと同じように平均残業時間で勝負（比較）していたら、ナースの仕事の大変さは伝わらない、むしろ誤解されることさえあるということです。24時間体制なのですから、やはり**夜勤に目を向けてもらわないと、ナースの労働問題は決して解決しない**のですが、実は、もう一つ見落としがちなことがあります。それは、ナースの勤務スタイル、**特に病棟での勤務スタイルは、工場で働く人たちにとても近い**ということ。この2つのポイントを押さえておくと、個別の対策や人事部門との交渉も一気にやりやすくなります。詳しくは【PART6】で説明します。

さて、導入はこのくらいにして、次のPARTからは「ナースの働き方」について、ときには簡単に、ときにはじっくりと考えていきます。

PART1

意識しておきたい年代別ピラミッド

——組織の土台を強くする

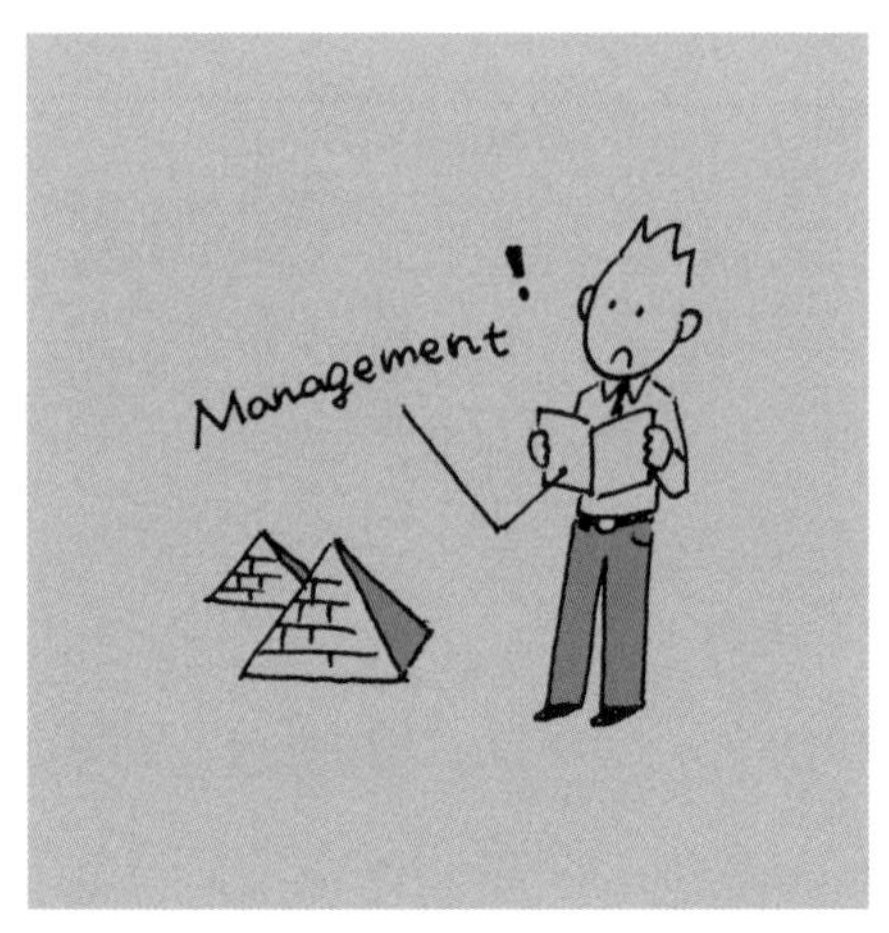

【プロローグ】では、怒りと不安の相談にいくつかお答えしてみました。ただ、現場ではこうした問題が毎日ひっきりなしに発生しているわけですから、こんなふうに一つひとつ答えていたのでは、到底間に合いません。この本を読んでいる間でさえ、新しい問題が発生しているかもしれないのです。やはり、ナースの皆さんがご自身の力で問題をクリアしていくのが一番です。

普段、看護の仕事に対して、皆さんは自分で考え、自力で解決したり、ナース同士で協力して乗り切ったりしているケースがほとんどだと思います。それは「看護の基本」のようなものをしっかりもっているからできるのだろうと推察します。実は、人事的なことも全く同じです。私のように組織マネジメントをする側にも、「基本」のようなものがあり、詳しい知識がなくても、その「基本」に沿って行動するだけで、ほとんどの課題を乗り切っていけるものなのです。たとえが適切ではないかもしれませんが、新人ナースや、今からナースになる予定の人であっても、びっくりするくらい、すぐに身につきます。

【PART1】では、知っているのと知らないのとでは大違い、しかも、専門知識も必要ない、「組織マネジメントの基本」という視点でまとめてみます。簡単です！

就職・転職に関連する相談

Q06 職場の雰囲気を知るにはどうすればいいですか？

（相談者：某大学看護学部４年生の大町さん）

これから就職活動です。せっかくナースとして就職するのだから、永く働きたい。看護部長さんとの面接では、教育体制とか、看護の方針とか、かしこまったことを質問していますが、やっぱり**職場の雰囲気がどうなのかが一番気になります**。卒業して働いている先輩たちからは、「あの病院はいい」とか「こっちの病院は悪い」とか、いろいろな噂を聞くのですが、何を信じればいいかわかりません。職場の雰囲気を知るいい方法はありませんか？

A

就職希望者に「職場の雰囲気はどうですか？」と聞かれたとき、「いやあ、うちの病院は忙しすぎて、みんなイライラしています。待遇は悪くないのですが、雰囲気に問題がありますね」などと、バカ正直（失礼！）に答える看護部長や人事担当者は絶対にいません。そんなことをしたら、誰も就職してくれないからです。それでも、就職活動中の皆さんがある程度、職場の雰囲気をつかめる簡単な方法があります。基本編と実践編とに分けて紹介します。

❖ 基本編──データに注目する

近年は、医療機関に限らずすべての業界で、採用活動を行う場合には、客観的な職場情報の公開が求められるようになりました。ナースの離職率や平均在勤年数を公開している病院だってたくさんあるのです。たとえば、離職率が20％（5人に1人が辞める）と高かったり、平均在勤年数が5年に満たなかったりしたら、正確な理由まではわからないものの、人が辞めやすい職場であることくらいはわかります。職場の雰囲気も、ある程度は推測できます。

離職率や平均在勤年数といった数値は、ごまかすことができない「職場の雰囲気」情報なのです。どんなに雰囲気がいい職場だとPRされても、離職率がとても高かったり平均在勤年数が極端に短かったりしたら、何らかの理由が潜んでいることになります。ですから、病院のほうから離職者が少ない情報を伝えてきた場合には、うちの職場の雰囲気は悪くない、という自信をもっているともいえます。

ただ、いきなり「離職率と平均在勤年数を教えてください」などとは聞きづらいものです。そこで、「先輩の皆さんは、永く働いていますか?」というような聞き方をするのも効果的です。ここで、1つ大切なことがあります。気の利いた採用担当者であれば、この質問が出た時点で「離職情報……職場の雰囲気を気にしているな」と瞬時に察知します（だってプロなのですから）。たとえ現時点の離職率が高かったり平均在勤年数が短かったりしても、それを誠実に示してくれるような職場であれば、将来、その職場の雰囲気は、どんどんよくなっていくかもしれません。

❖実践編──中途採用に注目する

新卒の方でしたら、たとえば「毎年、中途採用もしておられるのですか？」という質問は、職場の雰囲気を知るうえで結構オススメです。「中途採用ばかりで新卒採用がほとんどない」という悩みは誰でも想像できると思うのですが、逆に「中途採用がほとんどない」ということも、職場の雰囲気という点ではマイナスの意味合いをもつことが多いからです。

だって、中途採用がないということは、採用は新卒ばかりということです。新卒に人気があるということは、採用ブランド力があることの証明ですから、中途採用者の獲得に苦労するとは考えづらいのです。それなのに中途採用がないなんて……少し悲しくないですか？　中途着任を希望する人の特徴を考えてみてください。年齢的には育児世代だろう……引っ越して来た人もいるだろう……前の病院を体調不良等で辞めた人もいるだろう……着任時期は4月一律ではないだろう等々。つまり、新卒着任者と比較して、個別対応が必要な人の割合が高いのです。ですから、**中途採用を行っていて、その定着率が高い病院は、何か悩み事があったときにきめ細かく対応してくれる病院、雰囲気がいい病院**という可能性が高まります。

Q07 どうしてすぐに辞めてしまうの？

（相談者：地方の看護大学で進路指導を担当する島さん）

最近の傾向として、**就職後1〜2年で離職して、そのまま看護師の仕事からも離れてしまう**卒業生が増えています。進路指導を行う立場の人間として、深刻に受け止めています。就職先の病院での実習経験もありましたし、ナース不足ということもあって希望どおりに就職できたというのに、とても残念です。地域の誰もが知っていて、しっかりした医療を提供していると頼りにされている病院ですから、勤め始めた段階では、不満は少なかっただろうと思うのですが……どうしてこんなことになるのでしょう？

A

4年制大学の看護学部を卒業してナースになる人が増えています。それなら、一般の大学生と比べて考えてみたらどうでしょう。就職人気の高い大企業でも、就職後1〜2年で辞めていく人は確実に存在しますから、そうしたモデルを病院に当てはめてみると、答えに近づくことができると思います。

まず、一般の大学生が働き始める場合、金融機関と自動車メーカーとでは、全く別の領域・職種として考えるように思います。その中で自分自身の適性を見極めて就職先を決めていくわけですが、それでも普通に1年目の離職は発生しているのです。

ナースの場合、一般の大学生と違って職種は決まっていますし、実習で現場体験をしているだけに、就職先をとても大らかに決めてきた印象があります。併願して、いろいろな職場を比較する人も少なめだと思います。しかし、そうした時代は終わったのかもしれません。**近年、明らかに看護の領域は多様になり、それぞれが専門分化してきている**ように思いますし、**病院間の競争も激しく、それぞれの職場の個性が強まって**います。「地域のみんなが知っている」とか「地域に頼りにされている」といった情報が大切でないとはいいませんが、新卒ナースの就職先選択の情報としては全く不十分な気がします。

もちろん、大きな責任は私たち採用サイドにあります。新卒ナースの採用人数は、一病院につき数十名にとどまるケースがほとんどなのですから、一人ひとりに時間をかけた採用活動をしたいものです。そもそも雇用契約は、対等の立場で行う交渉なのですから、もっと謙虚な態度で面接をするべきです（いかん、つい語りすぎました）。

新卒後の最初の就職は、その人の職業人生の中で、最も大切な節目だと思います。採用する私たちも、送り出す学校の先生方も、そうした認識で臨めば、自然とミスマッチは減ってくるはずです。

Q08 就職するのが不安なんです。

（相談者：某大学看護学部3年生の大泉さん）

去年就職した先輩が4カ月目に辞めました。「教育のしっかりしたところに就職したい。だから今の病院を選んだ」と話していたのに……。まだ**教育期間中なのに辞める**なんてと思って、先輩に話を聞いたら、「私の考えが甘かったってことだよ。毎年、私みたいな形で教育期間中に辞めている人が必ず何人か出てるみたい。でも、落ちこぼれたとは思っていないんだ。あなたは気をつけてね」と言われました。何があったのでしょうか？　就職するのが不安になってきました。

A

何となく予想がつきます。ここ数年で、ようやく崩れつつあるとはいえ、日本の多くの職場では新卒一括採用が主流ですから、着任後の教育に力を入れている職場は多いのです。この段階で早期離職が発生する場合、採用上のミスマッチ、あるいはごく一部の組織でみられる「新人の振り落とし」などが考えられるのですが、この2つは採用側としても、ある程度仕方がないと諦めがつく内容です。問題は3つ目の可能性、**「教育をやりすぎる」ケース……これは教育部門が最も犯してはならないミス**です。

看護部が、これを確実に回避する方法が2つあります。

1つ目は、**就職する人の中で「労働条件より教育内容のほうが大切」という人は、まずいない**という共通認識をもつことです。給与をもらってこその教育、健全な職場環境があってこその教育、これは労務管理上、当たり前の内容です。たとえば、新人に対してサービス残業の形で定時後の教育を詰め込んだり、持ち帰りの宿題をたくさん作ったりというのは、ひどい労働条件といえます。

2つ目は、**新人教育をマズローの欲求モデルの視点でとらえる**ことです。就職した人が最初にもつ最低レベルの期待は給料をもらうことです。続いて、その上位に安心して働けることがあり、さらに職場社会（仲間）に受け入れられたと感じた時点で、ようやく実力を発揮し始めます。これがわかっていれば、「教育をやりすぎる」ことで、新人が不安を増したり疲れ切ってしまったりするというリスクを確実に減らすことができるはずです。

よほどのことがない限り、**新人を安心感の中で育成することが定着の成功の秘訣**かと思います。そして、これから就職活動を始める看護学部3年生の大泉さんへのアドバイスは1つだけ、「毎年、教育期間中に辞める人が一定数いる」という先輩の情報が本当なのであれば、少なくともその病院への就職について、一度慎重に考えてみるべきなのだろうということです。

Q09 奨学金制度って、実際のところどうなんでしょうか？

（相談者：県庁の看護職確保担当課の網場課長）

深刻なナース不足に対応するために、県だけでなく、独自の奨学金制度を設ける病院も増えています。それなのに、就職して1～2年もしないうちに離職している人が結構いるそうですね。すると、奨学金の返済義務が発生して本人も大変なのですが、せっかくナースを確保できて、これで少しはゆとりができると思っていた病院も大変です。また、「資格取得後で一定期間働くと返済義務を免除」という奨学金規程どおりに、奨学生が2〜4年で辞めていくという話もよく聞きます。県の担当部局として本当にガッカリします。

ただ、その一方で、働いているナースのうち、かなりの割合が奨学生という、つまり奨学金制度で成功している病院もあります。どうしてこんな差が出るんですか？　困っている病院のこともそうですが、何より、まだ**人生の方向性が定まらない時点で、進路転換を強いられる学生のことが心配**なんです。なかなか個別の病院には聞きづらいので……どうぞ、生々しく答えてください。

A

ナースの働き方とは直接関係しないのですが、雇う・雇われるという視点では、奨学金は今とても大切なテーマなのかもしれません。病院によって差が出る理由まではわかりませんが、保護者や学生の立場では「〝ただ〟ほど高いものはない」。そして、私たち医療機関の側は「**奨学金程度の小さなお金（本音は、まあまあ大きな額なのですが）でナースが確保できるはずがない**」と認識していれば、奨学金制度の成功率は確実に上がるはずです。

ここからの話は、医療機関の皆さんだけではなく、高校の先生や保護者の方々に知ってもらいたいことなのですが、**医療機関の奨学金を受けるということは、就職先という非常に大切な選択肢をお金で決めるということ**です。まだ、社会人として働いたこともない人たちにとって、それでいいんでしょうか？　新しく社会人になる人たちが、刺激を受けながらアイデンティティを確立して進路を選択するという大切な権利を、奨学金と引き換えに放棄するリスクについて、もっと深刻に受け止めてほしいのです。

また、私たち医療機関の側も、高校卒業段階での奨学金適用について、もっと考えるべきです。「人が足りないんだ！　保護者と本人が喜んでるし、いいじゃないか！」と怒られるかもしれませんが、医療機関のリスクも相当に大きいです。まだ、右も左もわからない高校生……将来いろいろな希望が出てくることは確実です。それに疑問を抱いたまま就職して、次々に1〜2年で辞めていき……現場で働く先輩スタッフからしたら「うちの病院は何をやってるんだ」となります。

それでも人は足りないし、どうすれば……？　答えは割と簡単です。**正々堂々と臨めば成功率が上がる**のです。まず、学校への入学時点で奨学金適用はしない。せめて夏休みや冬休みに職場体験をしてもらい、本当に希望するのであれば、そこで奨学金制度を適用する……学生本人と保護者が体験をもとに十分に話し合うことができますから、奨学金制度のミスマッチは減るはずです。さらに「入学から奨学金適用までに時間がかかって、奨学金受け取り総額が減る」という批判に対しては、支給月額を増やせばよい話。とにかく奨学金制度については、少し冷静になって慎重に対応したほうがよいと思います。

Q10 本当の離職理由を知る方法はないでしょうか?

(相談者：県庁で看護職確保対策を担当する御子柴さん)

これはナースに限ったことではないのですが、離職するときに当たり障りのない嘘の理由を述べる方、普通におられますよね。ナース確保対策を進める立場になって、看護部がまとめている離職理由を見たところ、「え！ これだけ?」と物足りなく感じました。**ナース確保対策を的確に進めようと思えば、ある程度、実情に近い離職理由を知りたい**のです。何かよい方法はないものでしょうか?

A

この質問に答えるのは、とても難しい……。私も、新卒で勤めた会社を迷いに迷った末に辞めたとき、正直な理由だけを話したわけではないからです。ただ、本当の離職理由を探るためによい方法かどうかは別として、離職する人に対して誠実に接するのは、とても重要なことだと思います。**離職者が本当の離職理由を話せるような接し方をしているのか**どうか、振り返ってみることが大切です。

❖当たり前といわれている話を疑ってみる

マネジメント研修等でナースの離職理由に言及されるとき、「結婚・出産」「体調不良」「他の職場への興味」などが出てくるのは、ある意味、皆さんの予想どおりだろうと思います。しかし、それは果たして本当なのでしょうか？　まず「結婚」で遠方に引っ越す場合は別ですが、「結婚・出産」の後、生活と両立できないような職場環境だから辞める……次に「体調不良」が起こり、その職場に残っていたらよくなる見込みがないから辞める……さらに「他の職場に興味」が移るほど、今の職場に魅力を感じなくなってしまったから辞める……実態は、そんなところなのだろうと思います。

❖満足しているのに辞める人はほとんどいない

私は、立場上、毎年相当数の中途採用希望者と一対一でお話ししています。「なぜ、前の職場を辞めたのですか？」という私からの質問に対する回答は、「職場環境がいろいろと厳しくて」が多い……これが現実です。組織マネジメントを担当する私たちは、離職する人が、こちらに気を遣って当たり障りのない離職理由を話しているということを常に想定しておく必要があります。そもそも、職場に大満足という人は、離職というリスクのある判断を普通はしないものです。**組織管理を担当する皆さんは、辞める人は相当の理由があって離職に至るという、認めたくはない仮説に正面から向き合う姿勢**が求められます（つらいですけどね……）。そうすることで、職場環境をよくするためのヒントに気づくこともできるからです。

❖ 看護と人事の連携で離職者をサポート

離職は人事担当者が受け持つ雇用契約の領域ということもあり、私は、看護部から応援要請を受けることがあります。「誠実に頑張っているナースです。離職は避けられないかもしれないけど、精一杯の対応をお願いします」といったケースです。私は、ハラスメント被害者の面談と同じくらいの慎重さで面談に臨みます。もちろん、精神的な負担を軽くしてもらうために、看護部から離れた場所と時間を確保するように努めます。すると、なかには離職に至るまでの本当の思いを話してもらえることもあります。その情報は、本人の許可を得たうえで、看護部長にだけ口頭で報告するようにしています。離職する人の精一杯の声は、看護部の職場環境をよくするための貴重な情報だからです。しかし、離職する人への対応には、さらに大切な意義があります。

❖ 期待とともに就職した大切なナースに対して

たとえば、看護部では、就職後、一定期間が経過しても期待される技術レベルに全く到達できそうもない人に対して、早期の離職も致し方ないという見方をするケースがあると思います。また、どのような事情であろうと、離職を希望して組織に見切りをつける人に対して、残される私たちの思いは複雑です。

そんなときは、冒頭で紹介した新卒で就職活動する学生の気持ちを思い浮かべてもらえないでしょうか。新しくナースになる本人はもちろんのこと、保護者の皆さんも、息子さんや娘さんが初めて就職する病院で永く元気に頑張ってほしいと切実に願っているはずです。**希望をもって就職した人を、できるだけよい状態で次の進路に向かわせる努力**も、とても大切な人事テーマだと思います。退職面談によって課題を把握し、職場環境改善につなげるといった考え方も大切なのですが、離職する人に寄り添うような組織運営の理念はさらに重要だという認識で臨みたいものです。

ちなみにおまけの情報として、人事担当者が早目にかかわると、優しい転職フォローも可能です。たとえば転職日が翌月頭、離職申出日が前月15日だと、その間半月の健康保険対応が大変ですから、合意のうえで月末離職に変更してもらうというのは有効な選択肢です。また、一度離職してしまうと無職ですから、再就職先に足元を見られるおそれがあります。有給休暇も使いつつ在職しながら転職活動ができると、より有利な条件を獲得して転職できるかもしれません。献身的に頑張り続けてくれた人には、それくらいの〝忖度〟があってもよい……ですよね？

❖ 医療機関は地域に根差している

このような話を「キレイゴト、甘すぎる」と片づける方もあろうと思います。でも、医療機関は地域に根差していますから、「キレイゴト」で済ますほうが甘いのかもしれません。実は、私の所属法人に就職希望する人の中で、新卒・中途採用を問わず大体半分くらいが「ここで働いている人が薦めてくれたことも応募理由の一つ」と話してくれます。そして、特に嬉しいのが、職場を推薦してくれたナースの中に、すでに当法人を離職したナースが割と含まれていることです。元気で頑張っていることも看護部にとって嬉しいニュースですし、「辞めたあとも、この病院の看護部の力になってくれるなんて！」と感謝の気持ちが湧いてきます。そして、そのように薦められて就職してくれる人たちもまた、職場環境をよくすることに大きく貢献してくれるものなのです。人事部や管理職には、将来につながるという意味で、採用時の対応以上に離職時の対応を大切にすることをオススメします。

さて、この【PART1】を読んで「ナースが働く現場の悩みを解消したいんだ。就職活動や学生の就職指導のために、この本を読むわけじゃないぞ！」と怒った人がいるかもしれません。でも、考えてほしいのです。**新しく就職する人は、先入観をもたずに働き始めますし、就職指導をする先生は、フラットな目線で職場を比較しています。**彼らが感じることの中には、よい職場をつくるための大切な情報がたくさん詰まっています。それに、新卒学生が気にするような内容に対して、きちんと納得させられる回答ができる病院であれば、今、働いている人たちも安心して働き続けている可能性が高いように思います。

年代別ピラミッドを意識する――35歳定年はマズイ！

さて、続いては、新卒学生や中途採用者、もちろん現在働いているナース、**全員に安心してもらえる組織づくりについて、ほとんどの組織に通用しそうな核となる考え方「年代別ピラミッド」**について紹介します。「どうしてこんなことに……」「何から始めたらいいのだろう」と迷ったとき、ちょっと本格的に組織管理をしようと思ったときなどに、まあまあ使えるうえに、ものすごく簡単です。ちなみに、就職先選びをする人たちにとっても、知っておくと便利な考え方でもあります。

Q11 働き盛りで病院を辞める人が多すぎる！

（相談者：ナースセンターで就職支援をしている宇佐美さん）

大学や養成校がたくさんできて、この数年で新卒ナースの就職が増えたせいか、各病院からナースセンターへの求人が少し減り、極端なナース不足も治まってきたような気がします。ただ、その一方で、せっかく新卒で就職したのに残念な形で職場を辞めてしまう人が増えてきているようで心配しています。結局、**私が働いていた頃と同じで、環境が過酷すぎるのです！（怒）**

新たに資格を取得した新卒のナースは、21〜22歳で就職して、それから5〜6年、20代後半くらいまでは我慢できる……だけど、さまざまな理由によって**30歳前後で耐えられなくなって、燃え尽きるように辞めてしまう**。再就職しようとナースセンターを訪ねはしても、「もう病院はたくさん」という雰囲気の人も少なくありません。その一方で、病院側は「育児中で夜勤に入れない人が増えたから、もう日勤専従の人はいらない」というところが増えているものの、フルタイムの人は中途採用ではなかなか獲得できないから、増えた新卒者で穴を埋めて何とか乗り切ろうとする……しかし、30歳前後で辞める……と、悪循環に陥っている印象です。

今や、**真ん中の世代がいなくて、極端な話、50歳以上と新人ばかりみたいな病院**も増えています。「目の前のことしか考えていない看護部長ばかり！」「甘い言葉で集めた大量の新卒ナースを次々に使い捨てにしている分だけ、私たちの頃よりひどい」と、ナースセンターの担当者同士で怒っています。どうすれば、この苦境を脱することができるのでしょうか？　絶対に怒りませんから、本気で正直に答えてください。

A

私は小学生の頃「絶対に怒らないから、本当の気持ちを話しなさい」という岡田先生（実名ですよ）の言葉を信じて、とても後悔したことがあります。でも、この質問はとても大事な問題に臆することなく言及していますから、私も勇気を出して本音でお答えしようと思います。

精一杯頑張っているのに　苦しい状況に追い込まれてしまったのですから、特効薬のようなものがあるとは思えません。冷静に職場を見つめて、正しいと思われる流れをつくったうえで、あとはうまくいくと信じて継続するしかないと思います。自分自身の取り組みを振り返ってみても、「何がよかった」とか「何がきっかけ」とかはありません。

ただ、成功率の高い進め方自体は、20年前も今も、基本的に同じだと思います。今回の宇佐美さんの質問がすでに答えになっています。**「50歳以上と新人ばかりでは、うまくいく可能性が低下する＝30～40代もそろっていたら、うまくいく可能性が高まる」**。

つまり、年代別人員構成を常に意識して未来戦略を立てることに尽きます。私が所属法人で人事的なことを担当し始めたのは1998年くらいなので、約20年が経過したのですが、看護部について意識してきたのは、**年代別人員構成でピラミッド型を目指すことを最優先とすること**で、基本的には何も変わっていません。

❖ 20代に偏った組織編成の場合

たとえば、新病院を開設したばかりの看護部では、大量の要員を確保するために、採用は新卒中心というケースが多くなります。年代別人員構成の縦棒グラフを作ると、【モデルA】のように、山は20代が極端に高く、これを経験豊富な管理職層が支えるために、反対側の50歳以上も高くなることが多い。そして、30～45歳くらいの中堅層の人数が少ないため、真ん中が極端

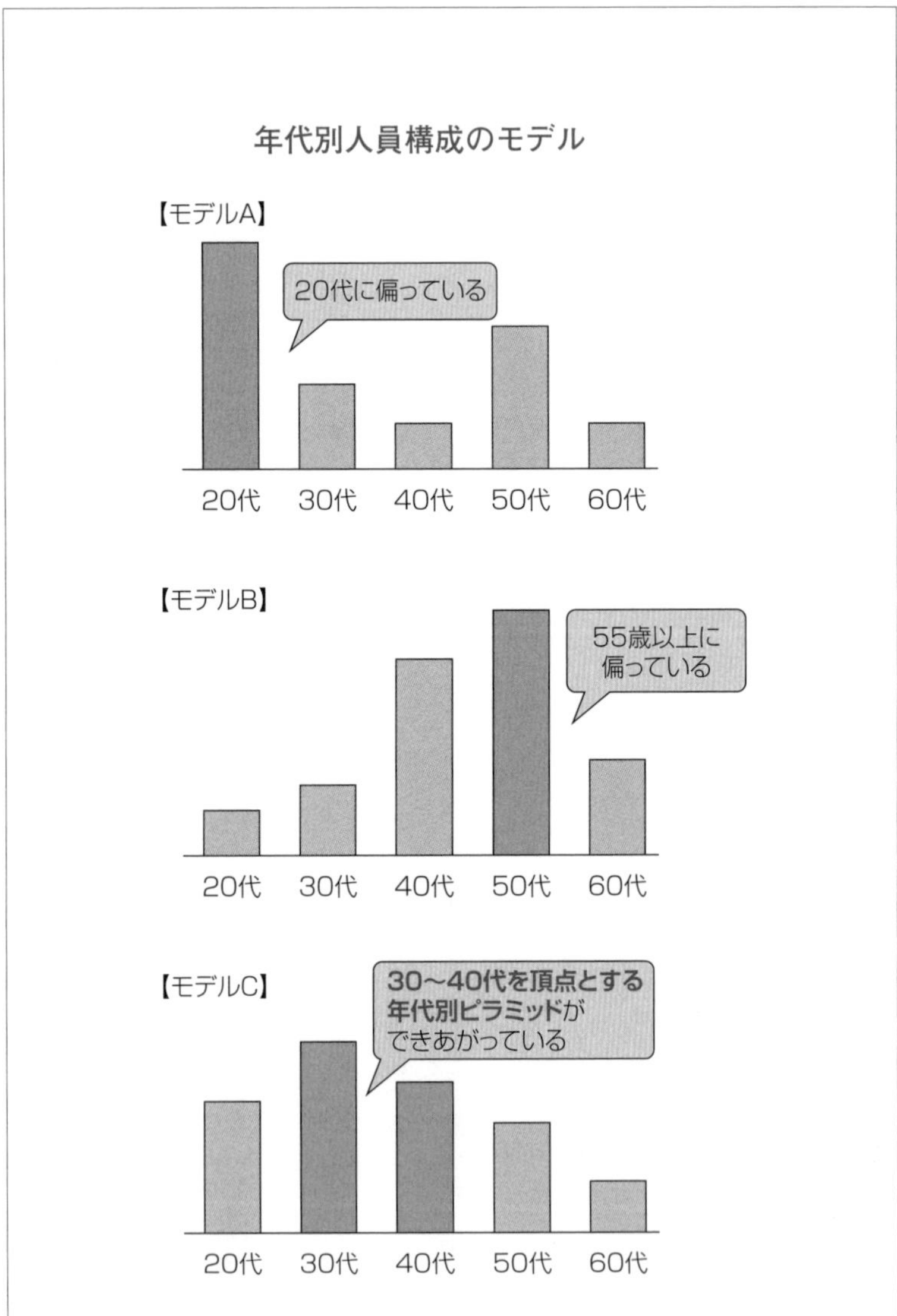
年代別人員構成のモデル
【モデルA】
20代に偏っている
20代
30代
40代
50代
60代
【モデルB】
55歳以上に
偏っている
20代
30代
40代
50代
60代
【モデルC】
30〜40代を頂点とする
年代別ピラミッドが
できあがっている
20代
30代
40代
50代
60代

に凹んだグラフができあがりました。

看護部運営を考えると、ベテランが健在のうちに次のリーダー層を確保しないと大変なことになりますので、中堅層の獲得が最優先テーマとなるわけです。ただ、この世代は、どの医療機関でも貴重な人材ですから、普通の方法で中途採用ができるとは思えない。そこで、ＷＬＢの制度を整えて、夜勤ができない人や短時間勤務の人も正職員として採用した後、しっかりとステップアップを促すような手法を選択します。その後、構想どおりに組織体制が安定して、40歳前後に頂点がくるような年代別人員構成のピラミッドができあがってくれば、徐々に人材獲得のターゲットを中途から新卒にシフトします。両者のバランスを考えながら採用戦略を展開できるようになれば安心です。

❖55歳以上に偏った組織編成の場合

今度は反対に50歳、さらに55歳以上の大ベテランが主力として看護部を支えているケースです。年代別人員構成の縦棒グラフを作ると、【モデルＢ】のように右側の50歳以上や40代が高く、20代が極端に低い山型になりそうです。ピラミッドの頂点が、30～45歳くらいの中堅層より上の世代にズレているわけで、数年後には主力引退による深刻な事態が予想されます。

この場合、とにかく20代の採用強化……と考えるのは楽観的すぎるかもしれません。労働市場に20代が極端に不足している現状に対して無謀な気がします。それに30〜45歳くらいの中堅層も不足し始めているので、たとえ20代の採用に成功したとしても、それだけで深刻な状況が解消するとは思えません。

私だったら、大ベテランの世代が主力として働き続けられる環境整備を第一にします。同時に、ＷＬＢの制度を武器にして、20代よりは採用しやすそうな45〜55歳くらいの世代の採用対策を強化します。体力面の不安もあって緩やかに働きたいと考える人たちは、労働市場に確実に存在するはずだからです。この世代を確保できれば、少し体制が安定してひと息つけますから、次は30〜45歳、そして本丸である20代の労働市場への進出を本格化させるのです。上の世代にズレてしまった年代別人員構成の縦棒グラフを、徐々にピラミッドに近づけるイメージです。

❖ 年代別ピラミッドで安定した場合

すでにポイントに気づいた人も多いと思います。病院の看護部に限った話ではないと思うのですが、【モデルＣ】のように、**30〜40歳くらいを頂点とする年代別ピラミッドが崩れることなく運営されるのであれば、その看護部は強い**です。このようなピラミッドのまま安定するということは、新卒も中途も安定して採用できていて、育成も順調、さらに離職が少ないことの証であるからです。中堅層が強いのですから、ゆとりをもって中途採用者や新卒者を優しく育てられるはず。辞めなくていい、安心して就職できる可能性が高いです。

ちなみに、**一度ピラミッドが完成すると、本物のピラミッドと同じく組織の土台が強固ですから、そう簡単には崩れません**。ですから、私が人事担当者として看護部を支援する際に意識しているのは、年代別人員構成のグラフをピラミッド型にすることだけなのです。評価・処遇・育成から、WLBやダイバーシティ・マネジメントまで、すべて、この一点を基準にして対応しています。

❖ 年代別ピラミッドを意識すること＝リスク管理

「う〜ん、言いたいことはわかった。でも気が遠くなりそうな話だ。もっと、すぐに結果が出るような方法はないの？」という声も聞こえてきそうです。残念ながら、桁違いの人件費を投入するなど、特殊な対応が許されるケースを除き、魔法のような効果を期待できる手法はありません。5〜10年後の構想を固めて着実に取り組むことをお勧めします。それでも、大きな**方向性を間違うことなく、正しいルートを進み続けていると、何かのきっかけで加速度的に状況がよくなる**こともある……経験者として自信があります。

それに、年代別人員構成をピラミッドに近づける意識をもつだけで、大きな失敗を防げるものです。たとえば、新卒採用によって夜勤者を安定供給できることから、夜勤のできない育児世代（30～45歳くらい）の離職対策を軽視した病院のケースを想定してみてください。育児世代と比べると新卒採用者（21～23歳くらい）の給与は低額ですし勤務時間の制限もない……夜勤者も確保できるうえに人件費総額も抑制できていいことばかり……のはずがありません。育児世代が離職すれば、新人育成を担うべき中堅層に大きな穴が空くのですから、配置の頭数だけはそろっていても、医療安全上きわめて深刻な事態です。さらに「育児期＝一番生活が大変な時期」に離職が多い病院といった情報が、病院内だけではなく地域にまで広がると、いずれは新卒採用にも重大な支障が出そうです。

最近は、働き方改革法への注目とともに、看護労働にも新たなキーワードが登場しています。常に新しい流れを意識することは大切ですが、所属組織の状況に関係なく飛びついて、数年後に組織の土台が崩れては大変です。そんなとき、**年代別人員構成を少しでも意識しておくと、対策の優先順位が簡単に見つかる**はずです。

PART2

夜勤と育児の両立に効く4つのプログラム

——最大のハードルに挑む桜木課長と赤木看護部長の物語

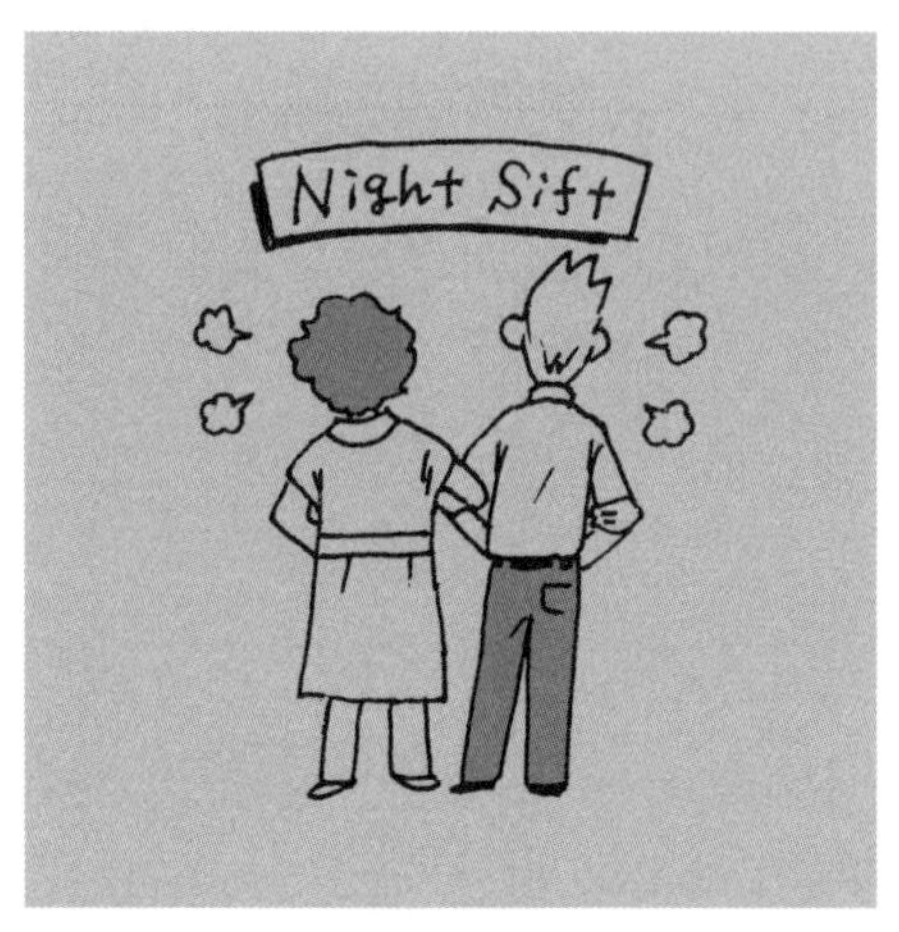

この10年、WLB推進のかけ声のもとで、子育て支援のシステムが全国に広がりました。しかしその一方で、特にナースの皆さんからは、「そんなのは成果ではない」という厳しい声も聞こえてきます。それは夜勤のことがあるからです。育児中のスタッフを中心に、病棟で夜勤をしなくて済むナースは確実に増えたけれど、病棟で働くナースの人数が増えたわけではない。つまり、これまでよりも少ない人数で病棟の夜勤を担当することで、育児中のスタッフの夜勤免除を支えているだけのことです。負担がかかるナースの勤務は非常に過酷になって、働き方が二極化しています。

院内託児所で夜間保育もして支えるという職場もあるけれど、それはお金も手間もかけられる限られた病院だけの話です。それに、ナースの育児を支える保育士はどうなのでしょう。ナースの夜勤問題を保育士に押し付けた……といえないこともありません。

でも、全国には、この問題を普通にクリアしている病院が確実に増えてきています。【PART2】では、夜勤問題について「これは威力を発揮する!」という4つのプログラムを提案します。

ナースのWLBで最大の難問――夜勤者確保

Q12 ▼▼▼ WLBなんて、もともと無理だったのでは？

（相談者：病棟での師長経験が10年を超える流川さん）

うちの病院に何度かお招きしている有識者（名前は怖くて書けません）……本当に頭にきました。「ナースの皆さんの間に、WLBを大切にした働き方が浸透したのは本当によかった。ただ、その一方で、夜勤免除の人が増えた分、夜勤者不足が深刻になっていますね。さあ、今度は夜勤者確保対策ですよ！」と、得意そうに語っていたけど、いい加減にしてもらいたいです。そんなことは、WLBで夜勤免除対策を始めると決めた時点でみんなが予想できたこと。だから、あのとき私たち病棟師長は「日勤専従者が増えて深刻な夜勤者不足が発生する」と主張したのです。それを「今どきそんなことを言ってたら時代遅れですよ。管理職なら、しっかりと向き合ってください」などと退けられて……。

現場のことが全くわかっていないと思います。**「未就学児童保護者（小学校に入学するまで）は夜勤免除！」という強烈な法的指導のもとで対応を進めた結果、現場には5年以上夜勤から離れたナースがあふれているのに、〝さあ、今度は夜勤者確保対策〟なんて簡単にいくか！（怒）**私たちの目の前には患者さんがいるんです。会議室で看護管理をしているような人に現場をかき回されるのは、もうたくさん。1カ月間だけでいいから、あの人に病棟の夜勤をさせてやりたいです。ひどい愚痴になってしまいましたが、苦しい中で頑張っている仲間のことが心配です。どうしたらいいのか、スッキリと答えてもらえませんか？

A

気持ちはわかります。24時間体制で臨むナースの仕事の特徴は誰でも知っているのですから、日勤のみの人が増えすぎたときに何が起こるのか、夜勤者不足の問題に普通の人なら気づくはずです。「時代の流れだから」「これからはＷＬＢ、ダイバーシティ」などという理想だけで乗り切れるわけがないのです。**ＷＬＢと夜勤者確保の対策を同時に進めなかった人たちの責任は相当に重い**です。

ただ、難しいのは、単純に夜勤者を増やそうとしたら、今度は夜勤のできない人が離職に追い込まれる流れが起こりかねないことです。これでは10年前に逆戻りです。成功のシナリオをきちんと確認したうえで対策を進めていくほかありません。

❖受賞の裏で……看護部が乗り越えた深刻なテーマ

ここで少しだけＰＲです。２０１６年度、私が所属する明和会医療福祉センターは、「均等・両立推進企業表彰」ファミリー・フレンドリー企業部門厚生労働大臣優良賞をいただきました。

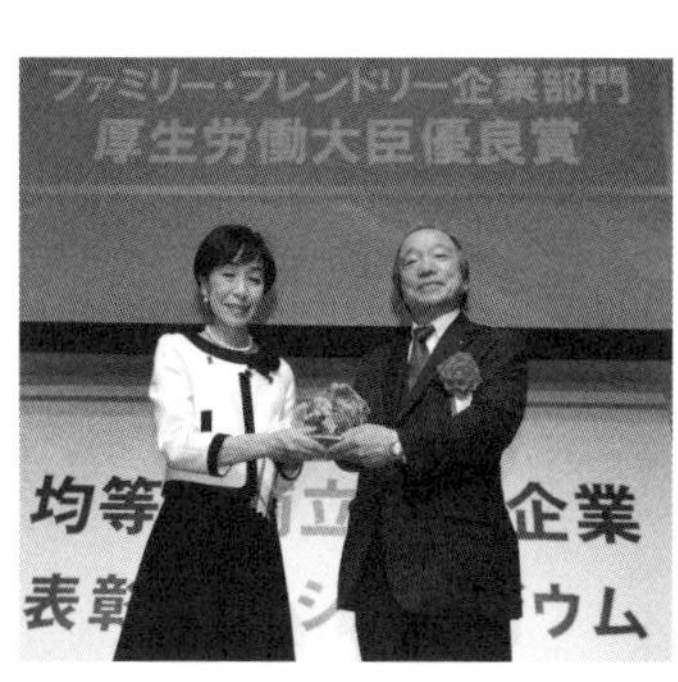

古屋範子厚生労働副大臣（当時）から賞を授与される明和会医療福祉センターの渡辺憲理事長（右）

医療機関として全国初だったそうです。表彰理由として有給休暇取得や超過勤務対策のことも挙げていただきましたが、**「育児理由の離職がゼロという状態が10年以上続いている」ことも大きなポイント**でした。ただ、ここで看護部が抱えた大変なリスクを想像してほしいのです。当法人の場合、毎年看護部から20名ほどが産休に入り、同じく20名ほどが職場復帰しています。出産は30歳前後が多い＝夜勤の主力メンバーという一方で、育休から復帰する人が夜勤に加わることは、ほぼありません。つまり、法律に沿って、未就学児童保護者全員の夜勤免除を徹底した場合、1年に20名ずつ夜勤要員が減るのと同じことが起こります。多分3年もあれば看護部は組織崩壊というわけです。

さて、こうして看護部組織の崩壊を前にして何が起きるのか……夜勤者ゼロだと患者さんに対応できないのですから、背に腹は代えられません。もし、新卒を含めて採用に自信があれば、夜勤ができないナースに対して、法律に違反しない範囲で、夜勤に関するプレッシャーをかけると思います。すると、少しは夜勤をする人も出るでしょうが、それ以上に育児世代で一定数の退職者の発生が予想されます。「残念？」いえ、怖い話ですが「ねらいどおり」かも……。新しく着任するナースは新卒主体で夜勤免除の必要はないのですから、最悪の状況は回避できます。こうしたことを毎年繰り返していたら、育児世代がどんどん辞めて、25歳以下が異常に多いという看護部組織が完成します。**先進的と信じていたWLBの取り組みがひどい組織をつくり上げる可能性**があるのです。

ただ、もっと深刻なのは、新卒を含めて採用に自信がないケースです。夜勤に関するプレッシャーをかけて退職されたら、それこそ病院が成り立たなくなりますから、対応する方法はほぼありません。せいぜい、夜勤負荷が極端にかかっている人に対して、報酬面で応えるくらいのことでしょう。各都道府県の看護協会からうかがった悩みの中で、「育児中のナースが短時間で働いたり、パートタイマーを選択したりした場合、委員会も出ない、少しでも責任のある仕事は避けようとする。でも、辞められたら困るから何とか受け入れていると、今度は残りの人たちに異常な負担がかかって大変な不満が出て……」というものがありました（たくさんの同じような事例を耳にしました）。

ちなみに、こうして育児を理由に、それこそ5～10年近く、仕事よりも家庭というスタンスでのんびりと働き続けたナースが、もう一度バリバリと第一線で働けるのかというと、「まあ無理です。そんなに甘くありません！」と、厳しく答える看護管理職の皆さんに、全国のあちこちで遭遇しました。実際、そうした人たちは負担の大きな勤務に復帰するくらいなら、法律上の夜勤免除の権利がなくなったところでさっさと辞めてしまうことも多いので、その病院では主力が育たず、50歳以上のベテランに偏った人員構成となり、将来が見通せない……これが、表面だけは先進的なWLBの取り組みがつくり上げた裏の顔、最も深刻なモデルです。

まだ、WLBの概念が浸透していなかった時代のほうが、みんなで、それなりに考えて支え合ったうえで夜勤者を確保できていたから、権利を行使する人ばかりになった今よりもマシかもしれません。

ナースの皆さんは、「命」にかかわる現場で働いているのですから、**新しい取り組みを始めるときに想定されるリスクへの備えも同時進行させたうえで対応**しないと、医療環境に深刻な影響が出かねません。有名なドラマのように「(どんな場合でも)私、失敗しないので……」というくらいの覚悟で組織運営にあたる姿勢が必要だと思います。

❖ 成功ルートは1本しかない(と思う)

さて、話を私の所属法人に戻します。産休に入るナースが毎年20名、育休から復帰するナースが毎年20名、つまり20名ずつ、夜勤要員不足のリスクがあるのだとしたら、育児理由による夜勤要員不足対策の答えは1つしかない。とてもシンプルな話です。

仮に産休前のナース20名が、一般的なケースとして、3交代制勤務で一人平均月8回夜勤を担当していたとします。すると彼らが産休に入った時点で20名×8回=160回分の夜勤要員が不足するわけです。その月160回という夜勤回数を、育休から復帰する20名を含む残りのナースで分担できたら何の問題もない……一方で、それを分担できなかったら、これが毎年繰り返されるわけですから、夜勤要員不足問題は年々深刻さの度合いを増し、取り組みは、ほぼ確実に失敗に終わります。

では、どうすればよいのか。表にまとめてみました。まず、育休から復帰する20名で月160回という夜勤回数を担当できるわけがない……でも、その人たちの子どもが未就学児童（小学校に入るまで）の間、ずっと夜勤ゼロでいけるわけがない……。とすれば、**育休から復帰した後、2~3年以内に少しずつでも夜勤に復帰するという、「普通にステップアップできるシステム」が唯一の答え**となります。もちろん、家庭環境として、どうしても無理な人の夜勤免除の権利は徹底して守りますが、できる人は頑張ってもらう、これが当たり前の考え方です。夜勤ブランクが5~10年という人と異なり、ブランクが少ない分「やれる」はずなのです。

少し話題が逸れますが、地方の人口減少地域を中心によくある、50~60歳が夜勤を支えているケースへの対応も同じ考え方で、とてもシンプルです。今後数年以内に定年を迎える人がたくさんいて、再雇用後は給料も大きく下がってしまうから、半分くらいは辞めてしまうという深刻な相談には……**「夜勤を支えてくれる人たちが定年以降も頑張り続けられるシステム」を早急に考えるしかない**のです。仮に「定年制度として決まっているのだから反対です」という人事担当者がいたら、看護部長さんは「来週、私と一緒に1回夜勤をしましょう。引退するナー

［産休による減員20名・育休復帰による増員20名］で夜勤不足問題を乗り切る唯一にして当たり前のシナリオ

※まずは、「普通のやり方では無理！」という現実をみんなで認識

<table>
<tr><td>独身で夜勤の主力メンバーだった人20名が産休に入るとすれば……</td><td rowspan="2">（例）3交代制勤務の場合
月8回×20名＝160回
⇒1カ月につき160回分の夜勤人員が減るようなもの</td></tr>
<tr><td>育休から復帰した20名のうち、すぐに夜勤ができる人は、ほぼいないとすれば……</td></tr>
<tr><td>組織が何の支援策も取らなければ、残りのメンバーは……</td><td>160回分の夜勤負担を背負い、数年もあればチーム崩壊</td></tr>
</table>

※次に、「成功の方程式」をみんなで実行

<table>
<tr><td>産休に入る人たちは？</td><td rowspan="2">• 可能な人は、復帰後2～3年以内に、月8回は無理でも、月2～4回くらいの夜勤を担当
• 夜勤から外れる期間が5年になると、第一線に戻るのが困難という認識を共有</td></tr>
<tr><td>育休から復帰する人たちは？</td></tr>
<tr><td>残りのメンバーは？</td><td>• 夜勤回数を増やす一方、健康管理上、月12回以上の人ばかりになることを徹底して回避</td></tr>
</table>

- 看護部みんなで力を合わせて、160回を分担するやり方を貫くしかない！
- この頑張りに、経営サイドが増員で応えると……「成功の方程式」が完成

スの代わりにはならないけど、雑用くらいはできるでしょう」と提案してみてください。一度でも経験したら、必死に考えてくれると思います。

法律がどうであれ、就業規則がどうであれ、事実は動かないはずなのです。**つぶれる病院を法律は守ってくれないし、私を含めて院外の有識者も守ってくれはしない**。みんなで意識を一つにして取り組むことが大切です。

ここで、鋭い人は気づくはずです。「それでも、増員は避けられないとみているのですね」と。そのとおりです。職員の休みやすさや夜勤免除の権利を大切にするのですから、昼夜を問わずフルタイムで出勤することのできない職員は増えるだろうという覚悟は必要になります。今のままの職員数だった場合、一定数の人に緩やかな勤務を認めれば、残りの人たちに負担がかかるのは当たり前。魔法のようなテクニックでみんなを幸せに……みたいなことは、まあ無理です。ですから、職員数に少しゆとりをもたせる分、看護部の皆さんにも頑張ってもらって、患者さんのためによりよい看護サービスを提供してもらう。その結果、収入も増えて、緩やかな勤務をする人も、そうでない人も、さらに経営サイドも幸せ、という流れとなります。

このシナリオを貫こうと思えば、緩やかな勤務という報酬を得た人たちに、しっかりと頑張ってもらうのは当然です。

権利の調整──「夜勤免除」という法律のハードルをクリアする

さて、覚悟を固めただけで問題が解決するのなら、誰だって苦労はしません。とはいえ、もちろん成功のシナリオはあります。子育て中のお母さんナース、お父さんナースに実際に話を聞いてみたら、すぐにポイントをつかむことができます。少し立派な言葉で「権利の調整」とでも呼んでみましょうか。

❖法律の限界

表に、法律上のナース（働く人）と経営者（雇う人）の権利を簡単にまとめました。もちろん、病院運営上は患者さんの権利も非常に重要なのですが、ここでは、ひとまずナースと経営者だけに注目します（色の太字のところだけ、読めば大丈夫です）。お互いが権利をぶつけ合った場合、経営者側からみると、夜勤者が急激に減少して病棟運営が不可能となりかねませんし、ナースの側からみると、子どもが小学校に入ったからといって、長い長い夜勤ブランクの後に、急に月7～8回の夜勤に入るというのは、普通に考えて無理です。

つまり、経営者もナースも、法律上の権利に沿って対応しているだけで、どちらも悪くない

権利の調整（主なもの）

対立する権利

ナース（育児休業法）	・子どもが小学校入学前なら、**深夜労働（22時～翌朝5時）や時間外労働を制限** ・子どもが3歳未満なら1日6時間の短時間勤務
経営者	・平日も土日祝日も関係なく勤務を求める ・**子どもが小学生以上であれば夜勤を命じる** ・子どもが3歳以上なら短時間勤務制度を認めない ・職員配置数や昇給・賞与額を決める
患者	・24時間、看護・介護サービスを受ける ・治療を受ける病院を選ぶ

・法律は権利を調整しない！
・権利の調整は自分たちでやるしかない

・小学生の保護者の夜勤は大変
・体調や家庭環境で夜勤が難しいことも

・経営者は、育児などに関係なく、みんなに優しい制度を目指す
・その代わり、頑張れる人みんなに頑張ってもらう

のですが、病院機能は停止してしまうかもしれません。法律が、お互いの権利を調整してくれるわけではないのですから、そこは自分たちでやらざるを得ない……これが「(法律に頼らない)権利の調整」です。この当たり前のことに気づいた時点で、成功の歯車は回り始めます。

❖答えは現場のナースが知っている

どうすれば、みんなが納得できるような形をとれるのか、私の所属する法人では、お互いの権利を調整してバランスをとる方法を懸命に考えました。そして、その答えは、病棟の勤務表に書かれていることに気づいたのです。

病棟には、3交代制勤務で夜勤回数が月3~4回という、少ない夜勤回数のナースが複数名在籍していました。その中で、あるナースの家族構成に注目すると、子どもは中学生……法律レベルで考えると、夜勤回数を減らしてもらう権利はなく、普通なら月7~8回の夜勤を担当していてもおかしくありません。そこで看護部に聞くと、「家庭事情に配慮して」とのことでした。ここからは個人情報になりますから、たとえばという話になりますが、あるナースは、事実上一人で子育てをしていました。また、別のナースは、受験シーズンで夜は子どもと一緒にいたいだろうから、という事情でした。「法律だから」ではなく、ナースの立場に配慮したきめ細かな心配りが行われていたわけです。その一方で、子どもが1~2歳なのに、月7~8回の夜勤を担当しているナースもいました。こちらは「法律だから夜勤免除の権利を行使する」のではなく、「やれるからやる」というシンプルな理由でした。

一見、中学生を育てているナースが得をして、幼児を育てているナースが損をしているようですが、決してそうではありません。夜勤回数の調整は誰に対しても行われるので、何かあったときは誰もが守ってもらえるのです。回りくどく説明してきましたが、要は「お互いさま」という考え方。その、「お互いさま意識」を病棟師長や看護部だけに任せるのではなく、病院全体で取り組んでいくのが「権利の調整」です。

病院としてすべての人に優しく、みんなが納得できるシステムを目指す必要があります。それが、**未就学児童の保護者だけではなく全職員に夜勤制限を適用する、その代わり、子どもの年齢に関係なく可能な人は夜勤を頑張るシステム**です。経営者も、看護管理職も、夜勤免除の権利がある人もない人も、みんなで力を合わせて看護の現場を守っていくことが、夜勤者確保を成功させる鉄則と考えています。

WLBと夜勤の両立に効果を上げる4つのプログラム

それでは、成功のシナリオ「権利の調整」を進行させるためのプログラムを提案します。経験上、成功率の高さに自信があるものを4つだけ選びましたので、このまま実施してもらいたいくらいです（責任はとれませんが……）。

なお、ナースの夜勤要員確保対策は永遠・最大の人事テーマ、他業種と比較して圧倒的に難しいテーマであることはいうまでもないのですが、**この基本的な部分は、2018年刊行の『ナースが元気になる人事管理――WLB成功メソッド18』で詳しく紹介**しています。そこで今回は、さらに現場目線で……次の相談メールを意識しながらまとめてみました。

Q13 働き方改革といっても、小規模病院・介護施設・訪問看護など、もともと苦労している施設はいったいどうすれば？

（相談者：ナースセンターで、日々切実な相談に対応している山岡さん）

働き方改革導入にあたって対応が困難なのは、規模の小さな病院や介護施設、訪問看護ステーションといった、もともと人材確保に苦労している施設だろうと思います。ここをターゲットにして強力に支援していかないと、**一番働き方改革が必要な職場が、働き方改革を進められないという結果が見え見えな**気がするのです。仮に年休行使日数の目標を定めたり、超過勤務の削減目標を設けたりしても、それが全く達成できない流れが起こってしまうと、これまで以上にスタッフからの苦情が増えて退職へとつながり、さらに深刻な人手不足になることを心配しています。

Q14 院内託児所もない、家事代行の補助もない病院では、何ができますか？

（相談者：民間医療機関で、子育て支援と経営の両立に奮闘する人事部の栗田さん）

国の政策をきっかけにして職場環境をよりよくしていきたいけど……たとえば「くるみん（※）」にしても、うちの県はジェンダー観が古臭くて男性が育休を取ることにシビアな目が注がれてしまい、なかなかうまくいきません。もっと大変なのはお金がかかることについて、経営トップを説得できるのかということです。うちの病院は院内託児所もないし、一般企業のような家事代行サービスの補助ができたらいいのにと憧れます。ナースには一人親も結構いて、仕事と家庭との両立の中で子どもを犠牲にしていることもあります。ただ、**何事もお金のかかることは難しい……解決方法が見えないまま**です。展望が開けるようなアドバイスはありませんか？

※くるみん……仕事と家庭の両立支援の制度導入や利用について一定の基準を満たした企業を、厚生労働大臣が認定する仕組みのこと。

A

日頃から、さまざまな職場で働くナースの相談に乗っているナースセンター、そして、実際に施設内の第一線で、子育てと仕事の両立をサポートしている人事担当者、対照的な立場からの相談ですが、両者には共通の内容が含まれています。それは**「規模の小さい施設・お金のない施設にとって、このテーマは特に困難だろう」**と心配していることです。

「大丈夫！」決してそんなことはありません。もちろん、経済力の高い医療機関のほうがさまざまな施策を打てる点で有利なことは否定しませんし、採用競争力だって高い。でも、そんなに簡単なものでもありません。**院内託児所を設置するお金はないけど、昼夜とも人材確保に成功している医療機関は、確実に存在します。**信じられない……と思う人は、次の一点で考えてみてください。「院内託児所があったら夜勤者が確保できるでしょうが、夜間保育がない限り夜勤要員確保は約束されていないはずです。それに、どんなに組織規模が大きくても、一つひとつの部門は中小事業所と同じなのですから、日勤専従者がいくら増えても大丈夫、みたいなゆとりはありません。

組織規模の大小にかかわらず、**成功モデルとされる施設は、「働く人にも優しく、経営も成立」というシナリオを実行**しています。小規模施設の強みは、自由なアイデアを展開できる機動性です。ここからは、私自身が中小規模の「SD北斗病院」でこのテーマに悩む担当者・桜木人事課長になったつもりで、４つのプログラムを紹介します。使えるお金も限られるなか、必死の提案書としてご覧ください。

【架空モデル：SD北斗病院】　４つの病棟をもつ、新設12年目の民間病院。病院スタート時は、地域の各病院からスカウトしたベテランの看護管理職と大量採用した新卒者で乗り切った。今は主力がそろって30歳前後の育児世代となり、60歳前後の大ベテランも多い状態。潤沢な資金があるわけでもなく、**育児世代と大ベテランを多く抱えて、夜勤者確保と経営の両立が深刻なテーマ**になっている。この難しいテーマに、桜木人事課長と赤木看護部長が、したたかな経営者である安西院長（広島県出身）の支援を受けて挑戦する。

①週休3日制（短時間正職員）――まずは夕方まで働いてもらう

❖病棟は夕方に人がいない！

「夜勤者確保の答えは現場にある」。桜木課長が病棟の勤務表に着目すると、表（上）のとおり、5年前と現在とでは勤務表が一変していることに気づきました。**育休から復帰したナース5名が全員、育児短時間勤務……夕方1～2時間は早く退勤**して、すでに深刻な事態が発生していました。育児短時間勤務でないナースは忙しくて毎日残業……準夜勤務者も出勤直後からフル稼働でヘトヘト……。実はこれこそ、育児支援のうえで世の中的には特に重視されている育児短時間制度を徹底することで起こる**「病棟は夕方に人がいない問題」**です。

夜勤をどうこうと言う前に、まずは定時まで働くナースを増やさないといけません。だからといって、育児短時間勤務で夕方に欠ける5名分、新たにナースを採用したら病院は大赤字です。

最近は、地域で保育園の整備が進んでいて、延長保育の制度もある……「病棟は夕方に人がいない問題」を放置してまで、育児短時間制度にこだわらなくてもよいのではないか……と、桜木課長は考えました。

5年間で一変した病棟の状況

※便宜上、1病棟につき通常20～30名いるナースを10名として作表

ナース	①	②	③	④	⑤	⑥	⑦	⑧	⑨	⑩
5年前	•10名全員がフルタイムで定時まで勤務 •10名全員が夜勤もしていた									
現在	•5名が定時17：30までの勤務					•5名が育児短時間勤務により15：30に帰宅				
備考	夜勤を行う					夜勤はできない				

15：30以降に働く人が10名→5名に減って、大変なことに……

育児短時間制度と週休3日制の対比

	育児短時間制度	短時間正職員（週休3日制）
勤務時間	8：30～15：30（6時間労働）	8：30～17：30（8時間労働）
週休	2日	3日
週あたり労働時間	30時間労働（5日勤務）	32時間労働（4日勤務）
給与	労働時間数に比例する。この表の対比だと週休3日制のほうが給与は高い	

1日あたりの所定勤務時間を8：30～17：30の8時間労働（1時間休憩）と仮定

❖「週休3日制」の内容・ポイント

桜木課長は「週休3日制」を提案します。表（下）は、育児短時間制度と週休3日制の対比です。仮に1週あたりの労働時間が同じであれば給与も同じとなります。赤木看護部長を通じて4名の病棟師長に事前打診したところ、予想どおり賛成の声ばかり集まったのですが、さらに桜木課長にとって、いい意味で予想外の事態が起こります。

それは、すでに育児短時間制度を利用している人の中にも、週休3日制への移行を希望する人が何人もいたことでした。育休明けの人にとって、相当に魅力的な制度だというのです。

多くのナースが、「育児をしながら平日5日勤務はつらい」と口にします。週休3日制であれば、月曜日、火曜日と働いて水曜日は休みといった勤務も可能なので、気持ち的にも身体的にも楽なのだそうです。そのほかにも、育児短時間勤務のように毎日「お先に失礼します」と言って早く帰らなくていい、肩身の狭い思いをしなくて済むということがあります（特に男性管理職が気づかない生の声です）。

さらに、ナースはチームで動くことが多い専門職集団……定時まで働ける週休3日制であれば夜勤への申し送りも担当できます。すると、チームリーダー的な立場もとれる。院内研修や委員会にも参加しやすい。責任は重くなるけれども、専門職として評価され成長の道が広がる。なかには「夜勤ができるかもしれません」という人まで出てきました。

❖さらに成功するための工夫

週休3日制の成功を確信した桜木課長は、さらに一歩踏み込んだ提案を考えます。その背景にあったのは、やはり現場の声。各病棟の師長から「大ベテランにも大きな需要があるので引退を延ばせる」「独身者でも体調を崩した場合に使えると強力な離職対策になる」などと、大きな期待が寄せられたのです。

桜木課長は、経営サイドとナースとの間で、**「権利の調整」**を行うことを赤木看護部長に申し出ます。

まず、**経営サイドは育児や介護といった制限を設けず、誰にでも週休3日制を適用できるようにする**。さらに**フルタイムと週休3日制の行ったり来たりも可能**にする。経営戦略として週休3日制を導入するのです。その代わり、ナースの中でも**頑張れる人は週休3日制からフルタイムへステップアップする**。ナース全員が週休3日制になってしまったら、病院は人不足で本当に消滅するしかないからです。

信頼関係がないと、柔軟なシステムなどやれるはずがない、お互いを思いやるフェアプレイのシステムを訴えました。

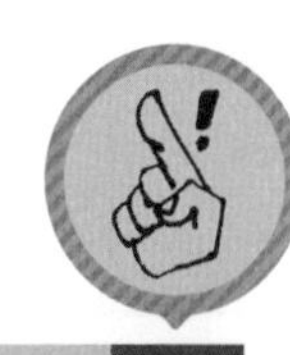

▼▼▼ 桜木課長・成功のポイント

■「法律だから」などとごまかさず、育児短時間制度が引き起こす負の側面にしっかり向き合ったこと

・病棟だけでなく、ホテル・デパート・物流など、夕方に人手が必要な職場では育児短時間制度の受け入れ人数に上限が出るのが当然。週休3日制は必須です。

・今と比較して保育園が不足していた2009年当時、育児中の女性を守るために法律で育児短時間制度が義務化されたのだと思います。10年以上前の法律が規定した最低限の制度にすぎない育児短時間制度から進化させるのが、普通の感覚です。

・保育園の延長保育や小学校の学童保育が定着した今、育児短時間制度と週休3日制の併用こそ最低限の育児支援。特に病棟で働くナースには育児短時間制度ではなく週休3日制を勧めるくらいが正解だと思います。

❖最初の一人は……そして、さらに戦略的に！

導入の方針が固まったSD北斗病院の週休3日制。しかし、4病棟のうち3病棟の師長から「今でも人手不足なのにさらに悪化しませんか?」という心配の声も聞こえてきました。たしかに成功の保証はないのですから、不安になる気持ちもわかります。ただ、その不安は安西院長の一言で吹き飛ばすことができました。
○**安西院長**「そりゃあ、無理せんと**お試しから始めて**みりゃあええんよ。師長が推薦する人1名ずつ、4病棟4名くらいでどうじゃろう。現場を納得させよう思うたら、ちょっとずるいけど……優しくてええ人（意地悪な人はダメ）を推薦させせんといけんで！ そういやあ、看護部は副部長も家庭の悩みを抱えとったよねえ……役職者も試験的に使ってもろうたらええよ。細かなルールを気にせんでええのが、小さな民間病院のいいところじゃけえね。保険をかけながら進めていこうや。もちろん最低限の労使協議だけは行っといてよ」
安西院長の**超柔軟なアドバイス**に気をよくした桜木課長は、ここがチャンスとばかりに、成功モデルの病院が示していた**超実践的なアイデア**をついに赤木看護部長に提案しました。
○**桜木課長**「看護部は、外来に配置人数5名前後の部門を複数もっていますよね。誰か一人が有給休暇をまとめて取ったら、その月はもうほかの人は有給休暇を使えないって、みんな嘆いていませんか?」
○**赤木看護部長**「それはそうなんだけど……だって、正職員を1名増やしたら給与費が大変って病院が言うから看護部は我慢してるんです。それでも今は、病棟からの応援で何とかやっていますよ」
○**桜木課長**「でも、病棟から応援に来る人は外来に慣れてない。それに、緊急時に備えて病棟からの支援体制を整備するのは大切ですが、通常時は外来部門の休暇は外来部門の中で対応できたほうがいいですよ。有給休暇を理由に病棟応援を頼む外来師長はつらいし、休む人の肩身も狭くなります。

少人数の部門には、意識的に週休3日制の人を多く配置してみませんか。たとえば、大ベテランで体力的な心配から少しだけ緩やかに働きたい人なんかはベストです。それに、**週休3日制だから毎日出勤してはいけないというルールはない**。忙しいときは週休3日制の利用者に毎日出勤してもらって、その分のお給料を支払えばいいんですよ。戦略的なモデルになると思います！」

❖ 成功モデルの注目データ――週休3日制からフルタイム勤務へのステップアップ

育児短時間勤務者15名のうち、予想を上回る10名が週休3日制に移行して、ＳＤ北斗病院では「夕方に人がいない問題」が解決する流れとなります。ほとんど増員を行うこともありませんでしたから、お金をかけずに深刻な問題解決の道が見えたわけで、みんなが喜びました。

そんななか、桜木課長は、成功モデルとされる病院が公表している資料から力を得ることになります。それが「短時間勤務者の内訳推移」です。

たしかに、資料をみると、毎年育休から20名近くが復帰しているこの病院で、育児短時間勤務者はそれほど増えておらず、「夕方に人がいない問題」が発生しているようには思えない。さ

成功モデルの短時間勤務者の内訳推移

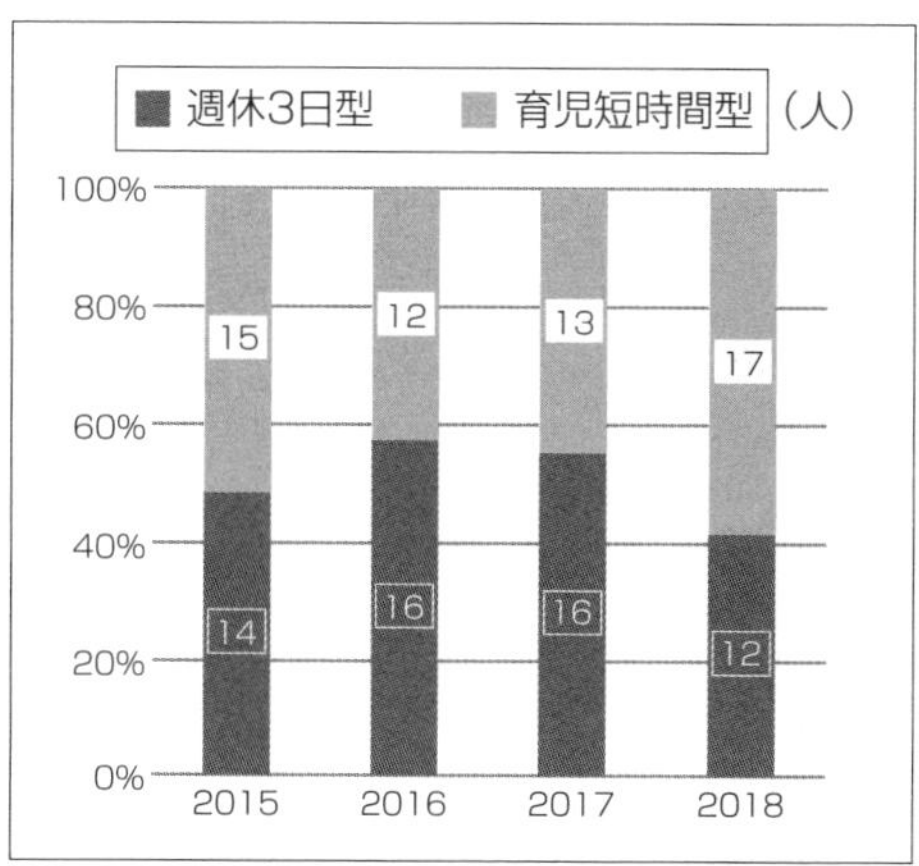

①短時間勤務者総数の推移
②短時間勤務者のうち週休3日型と育児短時間型の人数比率

- この2つの指標を常に把握してコントロールする努力は、育休の多い職場の組織マネジメントでは必須
- 「夕方に人がいない問題」を重視する姿勢を示すことにつながる

らに短時間勤務者の合計人数も増えていない。この病院は過去10年以上、育児理由の離職は発生していないそうですから、短時間勤務からフルタイム勤務へのステップアップが円滑に進んでいることになります。そもそも育児理由だけではなく、誰でもいつでも週休3日制を利用できるというのに、その利用者は、ほぼ一定数にとどまっている……。この病院が強調する**「育児短時間勤務から週休3日制へのシフトを進めることは、ローリスク&ハイリターン」**という主張には信頼性があるように思えました。

＊

プログラムの1つ目、週休3日制の締めに、桜木課長と全く同じ流れで課題分析をしておられる看護部長さん（こちらは実在です）からの強い意気込みのメールを紹介します。

▼▼▼ 確かなマネジメント力で安定した看護部運営を進めてきた人見看護部長のメール

育児休業制度の利用期間が終了した看護師が、続々と職場に復帰してくるこれからが、当院看護部の正念場だと思っています。そこで、一番心配なのが夕方の時間外労働対策です。「定時での終業が叶わない→育児短時間勤務制度の活用者が増える→残されたスタッフは、さらに定時終業が遠のく」という悪循環を今度こそ断ち切りたいです。

人見看護部長は、最も重要な課題をズバリと指摘しています。私は、桜木課長になったつもりで週休3日制のことをお伝えしました。そして、人見看護部長の懸念していた悪循環は、ついに断ち切られることとなりました。

②5段階の勤務ステップ管理——月2回夜勤を頑張ってもらう

桜木課長は、いよいよ夜勤者確保に立ち上がります。以前から考えていた夜勤手当の引き上げと夜勤専従制度の開始を提案しますが、安西院長からは厳しい言葉が返ってきました。

○安西院長「夜勤手当を引き上げたり、夜勤専従者を配置したりしたら、たしかに目先の夜勤者確保対策にはなるかもしれんよ。でも、それだけでは解決にはならんのじゃないんか？　うちの**致命的な問題は、①育休明け以降、何年経っても全く夜勤に入れないナースが多すぎること……さらに、そのまま辞めてしまうナースも一定数いること、②大ベテランとなり、主力の夜勤メンバーとしては難しいナースも出てきたこと**。この2つ、桜木課長だってわかっとるじゃろうに。

その中でも特に、育休明けで**日勤のみ……夜勤0回の人が、早く夜勤8回に戻るためにはどうすりゃあええんか？**　その答えを見つけん限り、夜勤手当を引き上げて経営が苦しくなった

5年間で一変した病棟の状況

ナース	①	②	③	④	⑤	⑥	⑦	⑧	⑨	⑩
5年前	10名全員が月8回以上の夜勤をしていた									
現在	5名は夜勤が月12～13回					5名は夜勤0回				

⑥～⑩から、月に2～4回でも夜勤をしてくれる人が出たら、少しは①～⑤の負担が減るのだが……

分、いずれ、さらに深刻な問題に直面することになるで！　無限にお金があるわけじゃあないんよ。難しいテーマから逃げ続けとったら、いつか経営が破綻する。根本的な解決方法を真剣に考えんさい！」

❖最も大事な夜勤が月2～4回のステップ

桜木課長は、再び赤木看護部長のもとを訪れ、一緒に病棟の勤務表に着目しました。週休3日制のおかげで、今では10名全員が夕方の定時まで働くようになったものの、そのうち5名は依然として夜勤回数0回のままです。

○**赤木看護部長**「この中から、月8回なんて贅沢は言わないから、何とか月に2～4回でも夜勤してくれる人が出たら、すごく運営が楽になるんだけど……。私たちの経験上、一度夜勤を始めることができたら、回数を増やしてくれる人も多いしね」

○**桜木課長**「それですよ！　うちのルールでは、育休から復帰したナースが夜勤免除の権利を行使して日勤専従となるか、その権利がなくて夜勤月8回以上となるかで二極化しています。皮肉なことに**夜勤免除の権利保障を徹底した分、昔以上に日勤→夜勤のハードルが上がってしまった**。このままでは、今、夜勤回数が多くてフラフラの人だけではなく、いずれ日勤専従の人だって勤め続けられなくなるときが必ずやってきます。ご家族や知人に支えてもらえる人は、何とか**週に1回（月2〜4回）夜勤できるようなシステムづくりを進めることが最優先**ではないでしょうか？」

さて、どうすれば……桜木課長は、自分たちが当たり前のことをしてこなかったことに気づきました。それは、法律が保障する権利を大切にしつつ、目の前に患者さんがいる以上、必要な夜勤者数の目標も同時に示さなければいけないということ。病院側がきちんと目標を示さなかったために、ナースの夜勤回数がここまで二極化してしまったのだろうということです。

その点、**成功モデルでは人事（経営サイド）と看護部が連携して、育児支援等に関係なく正々堂々と夜勤者確保目標を示している**……それも、夜勤月2〜4回のナースの比率目標まできめ細かく設定して、その実績を示している。これなら、現場の人たちにもわかりやすいし、夜勤の緩やかなステップアップを受け入れるという意思表示にもなる……さらにお金は全くかかっ

5段階の勤務ステップ管理

※成功モデル病院の看護部の勤務形態別職員数とその割合（X 年の実績）

<table>
<tr><th>区分</th><th>勤務形態</th><th>目標</th><th>最低限</th><th colspan="2">全体に占める割合</th><th>人数</th></tr>
<tr><td>Ⅰ</td><td>平日日勤のみ</td><td>5%</td><td rowspan="2">25%</td><td rowspan="2">11.8%</td><td>5.7%</td><td>23名</td></tr>
<tr><td>Ⅱ</td><td>土日・祝日</td><td>5%</td><td>6.1%</td><td>25名</td></tr>
<tr><td>Ⅲ</td><td>月4回夜勤</td><td>10%</td><td rowspan="3">75%</td><td rowspan="3">88.2%</td><td>8.1%</td><td>33名</td></tr>
<tr><td>Ⅳ</td><td>夜勤回数制限なし</td><td rowspan="2">80%</td><td rowspan="2">80.1%</td><td>50名</td></tr>
<tr><td>Ⅴ</td><td>制限なし</td><td>276名</td></tr>
</table>

ていない。桜木課長は「5段階の勤務ステップ管理」をそのまま実行してみることにしました。

ただ、成功モデルが紹介する、もう一つの「夜勤要員確保の目標値例」（71ページ）は、現場には示さないことにしました。「育児保護の法律だ」「子育て支援だ」と、現場に対して甘い言葉ばかりを並べてきた結果、たくさんのナースが在籍しているのに半数ほどが夜勤免除の権利を行使してしまって、残りの夜勤担当スタッフがフラフラ……というSD北斗病院は、資料が厳しく問題指摘をする【モデルA】そのものだったからです。安西院長や赤木看護部長をはじめとする管理職以上だけで情報を共有し、組織のリスク管理に役立てることにしました。

夜勤要員確保の目標値例

※夜勤制限状況で分類した比率（3交代勤務の場合）

	夜勤制限なし	月2〜4回夜勤	日勤専従
【モデルA】権利主張型	60%未満	ほとんどなし	30%以上
【モデルB】昔型	85%以上	ほとんどなし	10%程度
【モデルC】成功型	**70%以上**	**15〜20%**	**10%程度**

【モデルA】は**育児支援の権利を尊重しすぎて**チームが崩壊する

【モデルB】は日勤専従か夜勤制限なしの2択。**育休後に相当数の離職者が出る可能性**が高く、新卒採用に頼って何とか組織運営している

【モデルC】は、緩やかに**勤務形態をステップアップする**ルートが確立されているので、みんなが頑張れる範囲で頑張り、お互いの権利を尊重する文化が根付いている

❖ さらに成功するための工夫

「5段階の勤務ステップ管理」に大きな期待をもった桜木課長でしたが、ここでも成功モデルにならって、一歩踏み込んだ提案を考えます。

夜勤者確保目標を示したとしても、一方的に「患者さんのために夜勤をやってくれ」と要請しているだけでは、現場のナースの心には響かないかもしれない。まずは経営サイドが、**すべての人に優しく柔軟なシステムを提供したうえで、頑張れる人は育児や介護に関係なく夜勤を頑張ろうと思えるような、一歩踏み込んだ提案を行う**ことにしました。週休3日制のときと同じく、再び経営サイドとナースとの間で「権利の調整」を目指したわけです。

誰でも夜勤回数を調整できて、さらに一年中、いつでも回数を増やしたり減らしたりできる。経営戦略として「5段階の勤務ステップ管理」を導入するのです。

一方で、みんなが夜勤回数を減らしてしまったら、病院は夜勤者不足で消滅するしかありません。信頼関係がないと、柔軟なシステムなどできるはずがない。お互いを思いやるフェアプレイのシステム……これも週休3日制のときと同じです。

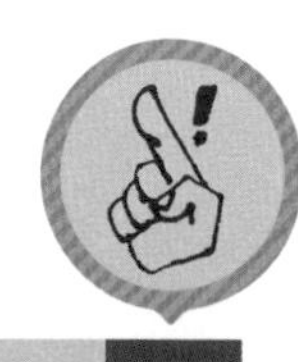

▼▼▼桜木課長・成功のポイント

■きめ細かなステップ管理によって、ナースは「安心」、経営側は「夜勤者確保」という、戦略成功のシナリオを見つけたこと

・週1回程度の夜勤者の勤務管理は、看護管理職には大変ですが、いい人が燃え尽きたり、育児理由で辞めたりするより、絶対にいいはずです。

・夜勤回数を増やしてステップを上げることも大切ですが、ステップを下げることを受け入れるシステムがあると、育児中の人は安心感が増し、ベテランは頑張り続ける道が開けます。ステップを上げたり下げたりできることは大切です。

❖みんなが夜勤をしなくなったら……という不安

ナース全員を対象とする「5段階の勤務ステップ管理」では、「みんなが夜勤をしなくなったら……」という不安が桜木課長の心の中に最後まで残りました。これを救ってくれたのは赤木看護部長の力強い言葉と安西院長のシンプルな指示でした。

○**赤木看護部長**「ナースはそんなに愚かではありません。みんなで協力すれば優れた人事制度が守られると一人ひとりが理解していれば大丈夫。**もともと患者さんのために頑張りたい人が**

ほとんどなんです（全員ではないですけど）……信頼してください」

○安西院長「看護部が権利主張ばっかりしとったら、5段階の勤務ステップを止めて、法律どおり最低限の権利を保障する人事制度に戻しゃあええんよ。残念じゃけど、そんときは仕方なかろう……全国的にみても贅沢なシステムなんじゃけえ。でも、うちのナースは大丈夫じゃと信じとるよ！」

経営者―看護部―人事、関係者全員が同じ方向を目指していることを確信した桜木課長は、覚悟を決めて「5段階の勤務ステップ管理」を推進しました。その結果、週休3日制からフルタイム勤務への時間延長を考えていた数名のスタッフが、子どもの面倒を見てもらえる週末に月3回、夜勤を開始できそうだと申し出てきました。夜勤0回から2～4回へ……SD北斗病院の看護部にとって、とても大きな課題を乗り越えるための第一歩となったのです。

③夜勤回数を報酬に反映する――自由度の高い組織だからこそ

❖究極の選択

さて、何とか夜勤者確保のシナリオを描くことができたSD北斗病院でしたが、赤木看護部長と桜木課長の立場で、スタッフとの信頼関係が頼りという状況はあまりに不安です。それに、地域にはＳＤ北斗病院と比較して規模も大きく採用力の強い病院が複数存在しています。

人材獲得競争にも勝ち、貴重な人材を離職させない。組織マネジメントとして、そこまで進むことが最低限……桜木課長としては気の休まらない状況が続いていました。そんなとき、安西院長から究極の指示が届きます。桜木課長は赤木看護部長の部屋を訪れました。

○**桜木課長**「安西院長から難しい課題が出ているのですが、その答えは、おそらく私がずっと赤木看護部長にお聞きしたかったことでもあるのです。率直に答えていただけないでしょうか？」

○**安西院長の発言**「看護部には、いろんな理由で5年以上夜勤から離れとる人が増えて相当数に達しとるねえ。さすがに、**日勤専従者を多数抱え続けたまま、夜勤ができる人を新たに増員するほどの経営的なゆとり……申し訳ないけどうちにはないんよ**。日勤→夜勤のステップアップ対策が効果を上げ始めたのは事実じゃけど、まだまだ定着するには時間がかかるじゃろう。「やっぱり夜勤をせんと！」と思ってもらえるような施策、その一方で、厳しい話じゃけど……「私はずっと日勤がええ……」と思うとる人が、当院の外に出ていく選択肢に進むような施策も必要かもしれんよ」

○**赤木看護部長**「実は……私も同じことを考えていました。専門職の視点で、**5年以上日勤専**

従だった人が、ブランクを乗り越えてもとの夜勤の流れに戻っていくのは相当に難度が高い。残念ながら厳しい現実です。ＷＬＢの人事制度が夜勤のブランクを補ってくれるわけではないし、教育システムにも限界がある。夜勤に関してステップアップする気持ちを後押しするような取り組みはナースのためでもあると思います。それに、ずっと日勤でいきたいと考えている人にとって、病院よりいい職場はほかにもたくさんある……ＷＬＢのニーズに合わせて勤務先を選択してもらうのは悪いことではないと思います」

桜木課長は決心しました。成功モデルが示しているシステム、「報酬ポイント選択制度」に挑戦するのです。規模が小さく体制も弱い、使えるお金も十分ではない。しかし、**柔軟性や機動性という点で、ＳＤ北斗病院は地域の主要病院に勝っている**という自信があります。それに、失敗したって、今よりひどいことにはならないんだから……。

❖報酬ポイント選択制度への挑戦

夜勤をする人としない人、土日に出勤する人としない人、全く同じ報酬でよいのか？　ＷＬＢの考え方が普及した今、表立って口にしづらいけれど、看護部にとってものすごく大切なテーマです。

毎月の基本給は能力を反映する報酬ですから、夜勤をしない人の基本給を引き下げたら、法

報酬ポイント選択制度と成功モデルの実態

※夜勤者数が目標に近いレベルで維持されている

<table>
<tr><th>勤務ステップ</th><th>X 年の実態</th><th colspan="2">目標値</th><th>賞与への配分（例）</th></tr>
<tr><td>平日日勤</td><td>6.1%</td><td colspan="2" rowspan="2">10%以内</td><td>70%</td></tr>
<tr><td>＋土日勤務</td><td>6.8%</td><td>75%</td></tr>
<tr><td>＋月4回以内夜勤</td><td>6.2%</td><td>10%</td><td rowspan="3">90%以上</td><td>90%</td></tr>
<tr><td>＋夜勤回数制限なし</td><td>10.2%</td><td rowspan="2">80%</td><td>95%</td></tr>
<tr><td>勤務制限なし</td><td>70.7%</td><td>100%</td></tr>
</table>

- 報酬をすべてお金（賞与）で受け取るのか、「働きやすさ」「休みやすさ」などに振り分けるのか、それぞれが選択する
- 報酬ポイント100点を受け取ったところからスタート

- たとえば「夜勤月2～4回」を選択するために必要な報酬ポイントは10点なので、賞与基準額は90/100となる（最終賞与額は人事評価で決定）
- 一方で「勤務制限なし」を選択すると、報酬ポイントをすべてお金で受け取るため、賞与基準額は100/100

律上は当然ですし、育児支援のうえからも完全にアウト、あり得ません。ただ、頑張りや業績を反映する報酬であるボーナス（賞与）は調整可能なのではないか……桜木課長は成功モデルが導入している人事システムの根底にある考えを思い出しました。

さらに成功モデルでは、「**夜勤をしないという選択肢が使えることそのものが報酬なんだ……お金だけで報酬を考える時代は終わっている**」と強調しています。赤木看護部長も「この考え方は現場のナース、夜勤制限がある人とない人、双方から受け入れられるでしょう」と答えてくれました。さらに安西院長は経営者ならではの考え方を示しました。

○安西院長「0回よりは3回、3回よりは5回というように、夜勤のステップアップをしてほしいというメッセージが伝わる報酬システムは大切なんじゃないかのう。病院が24時間体制なんじゃけえ、夜間の患者に対応できる人がリスペクトされる報酬システムには説得力があるよ。それと、大きい声じゃあ言えんけどね、こういう**柔軟なシステムを導入しようとしたら、公立でも民間でも、案外と大きい組織体制の病院はやりづらいもんなんよ……その点小さい組織は速やかに動ける**。責任は私が取ったるけえ、思い切ってやってみんさい！」

▼▼▼ 桜木課長・成功のポイント

■経営を行ううえで、雇用できる日勤専従者の人数には限りがあるという難しい課題から逃げなかったこと

・「法律で夜勤免除を保障されているのだから、報酬に差をつけるのは×。夜勤を重視するのなら、夜勤している人の報酬だけを引き上げたら◎」……そのような理想だけを語る人には、一度でも病院の経営責任を担ってほしい。高確率で病院が赤字に陥ることを理解してもらえるはずです。

・新たに育児支援を行えば、残された職員に過酷な勤務が発生するのは当たり前。人を増やしたり報酬で頑張りに応えたり……。しんどい勤務を減らす努力をしない組織が、難しいテーマを乗り切れるわけがないのです。

❖夜勤者確保の成果と重い教訓

さて、ナース全員が自己責任で報酬の受け取り方法を選択して、年度途中も、家庭環境の変化などがあれば速やかに切り替えられる「SD北斗病院版・報酬ポイント選択制度」が導入されて2年が経過しました。日勤専従から月2～4回程度の夜勤、月2～4回程度から月8回以上の夜勤へとステップアップが進んだ一方で、育休後5年以上の日勤専従を続けている人たちの中からは「私は勤務形態のステップアップをしなくて済む職場がいいです」と退職する人も出てしまいました。その中に、桜木課長の胸に重く突き刺さる言葉がありました。

◯退職したナースの声「育休から復帰後、充実した子育て支援をしてもらって、それに甘えた私が悪かったのでしょうか？　子どもが小学校に上がると（優しい期間は終わり）、さあ、バリバリ夜勤してくださいって手のひらを返すように言われて……。だけど、周りのみんなとは実力差がついていることは自分でもわかっていて、一度ついた大きな差を取り戻すことは難しかったです。最近、うちの病院が推進している週休3日制や、希望日に週1回の夜勤を推奨するやり方……もう少し早く始めてほしかった。3年前なら私だってやれたと思います。残念です……」

育休から復帰した人に夜勤免除や短時間勤務を保障することは、ダイバーシティ・マネジメントの成果とされます。しかし、**業務ブランクに加えて、復帰後もペースダウンした勤務を続けている間に周囲と実力差がつくリスクについて、正面から向き合った取り組みを目にすることは少ない……それでは本当の育児支援とはいえない……**。夜勤者確保で一定の成功を収めた一方で、つらい離職にも遭遇した桜木課長は重い教訓を得ることになりました。

④夜勤を能力として評価する――育成ラダーの活用

それでは、ＳＤ北斗病院の物語の最後に、人事システムや処遇を簡単に変更できない施設の皆さんに対して、看護部だけで対応できる、とても効果的な裏技を紹介します。ただし、慎重に読み進めてください。安易に対応すると大問題を招きかねない内容です。

赤木看護部長から、桜井課長への提案です。

❖看護部教育委員会から届いた育成ラダーに関する要請

腹を括った桜木課長の看護部支援により、ＳＤ北斗病院の看護部組織は息を吹き返しました。育休明けから夜勤へのステップアップを目指して頑張ろうとするナースが増えたのです。この流れをしっかりと定着させていきたい。赤木看護部長は４名の病棟師長と相談したうえで、桜木課長に対して、さらに思い切った提案を行いました。

○**赤木看護部長**「今にして思うと、育児支援の話が本格化して以降、「夜勤＝つらい仕事」という視点のみで語られることが多くて、だからこそ、法律どおりに夜勤免除という権利の話が先行したのではないでしょうか。今は、夜勤を頑張るために報酬システムも整備されて、当院の夜勤者不足問題は緩和されたけれど、**根本のところ「夜勤＝つらい仕事」という考え方だけで対策が立てられている**ことに変わりはありません。やっぱり、もう少し頑張らないといけないと思います」

○**桜木課長**「お話の意図がよくわかりません。それで十分なのではないですか？」

○**赤木看護部長**「病院経営のために夜勤者数を確保するのが最大の目的である院長や人事部は、それでいいかもしれません。でも、私たちナースが、しんどい仕事の見返りに報酬をもらう……それだけで納得してしまったら、プロ集団として寂しいと思うのです。しんどいと言う前に、夜勤は実力レベルの高いナースしか担当できないプロの仕事だということをしっかり理解してほしいのです。非常に失礼な話ですが、コンビニエンスストアや工場労働の夜間シフトと客観的に比較したとき、**夜勤ナースの仕事は、日中以上の専門性を必要とすることが多い**のです。看護部は、夜勤の専門性を明確にするために、**育成ラダーに〝夜勤〟を盛り込み、プライドと自信に支えられた夜勤スタッフを確保**しようと思うのです」

○**桜木課長**「なるほど！　たしかに新着任の後、夜勤に入れるようにするために、看護部は相当の日数をかけて育成を行っていますもんね。でも、育成ラダーの到達条件に〝夜勤〟と入れるのはどうでしょうか。夜勤免除が法律で認められているのに、夜勤と処遇を連動させるというのは……さすがに問題ですよ」

❖看護―人事協働で「緊急対応力を評価する」覚悟を固めたい

「やはり、難しいですか……」赤木看護部長は残念そうに帰っていきました。桜木課長は、看護部の提案に強く共感するところがあったので、再び成功モデル病院の取り組みに注目します。ぴったりの資料が見つかりました。

資料からは、夜勤者の能力をしっかりと評価しようとする姿勢がうかがえます。法律による夜勤免除を尊重することと、ナースの緊急対応力を評価することは別問題。医療機関の責務として、患者さんに安全安心な医療を提供するためにも、ナースの実力を冷静に見極めようとする姿勢が明確……これなら、**ナースは高いプライドをもって夜勤に臨める**はずです。実際、成功モデルでは、夜勤ブランクによって育成ラダー評価分類に差が出るケースも確認されているそうです。桜木課長は赤木看護部長と協議のうえで、成功モデルと同じく「夜勤＝少人数の体制で多くの患者に対応できる／症状の急変などに単独で対応できる」などとして、育成ラダーを整備しました。

以上により、ＳＤ北斗病院のプライドと自信に支えられた夜勤者確保システムは完成しました。

夜勤を能力として育成ラダーに組み込んだ事例

※育成ラダーから一部抜粋

達人［Ⅴ］	師長級・委員会責任者 （勤務経験10〜15年以上）
ミドル［Ⅳ］	主任看護師級 （勤務経験10年以上）
G1：中堅［Ⅲ］	チームリーダー級 （勤務経験6〜9年、うち新人指導含）
G2：一人前［Ⅱ］	日替わりリーダー （勤務経験3〜5年） ◆到達条件（例） **・少人数の体制で多くの患者に対応できる** **・症状の急変などに単独で対応できる** **・院内感染や医療安全など主要テーマでチームをリードできる**
G3：ルーキー・補助［Ⅰ］	チームメンバー （勤務経験1〜2年）

夜勤をイメージした表現が条件に盛り込まれている
⇒安全管理上、緊急対応力を評価することは、医療機関の責務
⇒プライドをもって夜勤要員を育成したい

頑張れ外来！　夜勤者不足の一番の被害者？

育児支援に伴う夜勤者不足の問題で最も悩むのは、病棟師長ではないかもしれません。実は、私への相談は病棟よりも外来の師長さんのほうが多いのです。外来師長の場合、それはもはや悩みではなく〝怒り〟です。松山師長（仮名）の怒りのメールを原文のまま紹介します。

「勤務当日の朝になって、突然「休みます」という人ばかりを外来に配置されて頭にきます。看護部長は、いいナースは全部病棟にもっていくのです。病棟師長からは「外来は夜勤のことを考えなくていいから楽だね」と言われるけど、一回外来師長をやってみたらいい。きっちり働けるのは師長と主任など、ごくわずかな人数で、あとは全部短時間で自己中心的なナースばかり。毎日、自転車で病棟の灯りを見上げながら「私も病棟がいい。外来なんて、もう嫌！」と毒づきながら帰っています。この愚痴だけでビール3杯はいけます。何とかなりませんか？」

「ビール3杯」の意味は謎ですが、とても切実な状況が伝わってきます。

●外来部門の悩み

●夜勤者が不足したしわ寄せ

たとえば、育児休業から復帰するナースには業務ブランクがありますし、夜勤免除の権利も保障されていますから、近年、看護部に日勤専従者が増えることは避けられなくなりました。さらに、ブランクが長期化するほど夜勤復帰の難度は上がり、その間にも次々と育休から復帰してくる職員がいますから、深刻な夜勤者不足に拍車がかかります。看護部長をはじめとする経営サイドは、背に腹は代えられないという思いから、夜勤のできない人を外来に自動的に配置するようになります。そして、外来に配置した人から、夜勤復帰できそうな人を優先的に病棟に配置転換する流れが定着します。その結果、外来は職場復帰するナースのリハビリ部門的位置づけになってしまうわけです。

それだけではありません。パートタイマーを雇用する場合も、病棟では日勤専従者を受け入れるゆとりがないものですから、またまた外来に配置。ひどいケースでは、外来部門の主力は師長と主任だけ、ということが起こります。

夜勤者が不足する問題は、病棟だけではなく、そのしわ寄せを受ける外来部門にも及んでいる……いえいえ、「夜勤者不足で大変ね」と心配してもらえる分、病棟は救いがあるかもしれません。主力ナースが配置されないうえに「夜勤の心配がなくていいわね」で済まされてしまう外来にとっては深刻です。全く先の見通しが立たないのですから。

●育休復帰者の配置は慎重に

私が在籍する法人では、今年もたくさんの育児休業からの復帰者がいました。私たちが**最優先で考えることは、勤務形態をステップアップして夜勤に復帰してもらう、チームリーダーとして育休前と同じように活躍してもらうこと**です。そのためには、日勤専従であったとしても、病棟での勤務を再開してもらったほうが、育休前の勤務の流れに戻るスピードが確実に早いのです。「夜勤のできない人は、とりあえず外来」という気持ちもわかりますが、育休復帰者が毎年続く以上、復帰時に相当数を病棟配置する流れをつくれない限り、早々に行き詰まる可能性が濃厚です。数年単位でみると、日勤専従者を病棟で受け入れて早くステップアップさせることが、看護部運営だけではなく、経営的にも成功の方程式となることを理解してほしいです。

私は、もともとの外来と病棟の在籍人数割合に合わせて、育休復帰者や新着任者を配置することを看護部の皆さんにお勧めしています。もちろん、理想どおりにいかないことのほうが多いのですが、外来と病棟の在籍人数割合という基準を設けるだけで、「日勤者＝外来配置、ではない」という指針が現場に伝わりますし、育休から復帰する人への「お互いさま意識で頑張ろう」というメッセージにもなるのです。また、施設基準という減員の防波堤が存在する病棟と異なり、施設基準がない外来には、緊急時に配置人員が減りすぎるリスクがあります。外来配置する常勤ナースの定数を設定しておくことも、日頃の備えとなります。外来師長の高いマネジメント能力が発揮されることにもつながります。

●エース級の師長・主任にふさわしい対応を！

外来は、初診の患者さんやご家族が来られて、いろんな（？）医師もいて、事務部門とも接点があって、対外的な顔としても病院全体のつながりという意味でも、非常に大切な部門です。ですから、多くの看護部ではエース級の師長を配置していますし、いざというときは看護部長や副部長が師長の代行をするケースさえあるようです。

夜勤者不足というリスクを回避するために「日勤者＝外来配置」というマネジメントを続けることは、看護部自身の手で大切な外来部門をおとしめることになるのでは？　と、部外者の私は余計な心配をしてしまいます。実際、私のところに多くの怒りの電子メールが届くのも、専門職としてリスペクトしてほしいという、外来部門からの切実なSOSだと思うのです。結果的に「日勤者＝外来配置」であっても、適性を丁寧に見極めたうえで外来に配置する流れをつくる、さらに、配置したのなら中核の外来ナースとして相当期間育成するシステムを歯を食いしばって守り続けることをお願いします。外来師長だけでなく、病院全体を救う流れが生まれるはずです。

最後に、ご存知かもしれませんが、看護大学や看護師養成校の先生方が就職活動中の学生に伝える定番のアドバイスを紹介します。「迷ったときは、必ず外来を見るように！」です。外来の空気はごまかせない。先生方も学生も賢明なのです。以上、怒りのマグマがたまった外来師長さんへの応援でした。

PART3

みんなを守るリアルハラスメント対策

――看護部の予防システムが機能すれば多くの悩みが消える

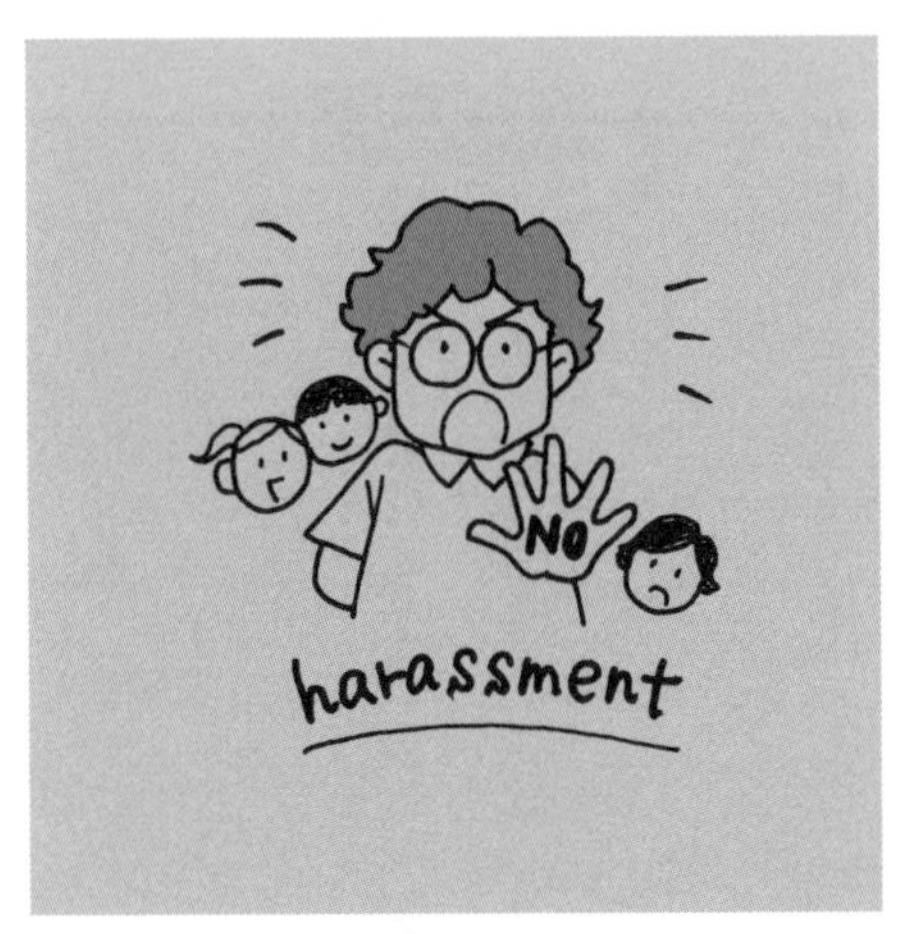

毎日のように耳にするハラスメントの話。研修も増える一方です。ただ、「就業規則にマタニティハラスメントについて記載」「ハラスメント相談窓口を整備」など次々に出てくる課題への対応には、看護部だけでなく人事部門でさえ、やや混乱している様子も伺えます。また、師長や主任の中には、パワーハラスメントへの対応を気にする人が増えました。あれはパワハラで、これはパワハラではないとか、看護管理職の立場で不安が募るという人も多いのではないでしょうか。

でも、これまで具体的に注目される機会がなかっただけで、ハラスメントへの対応も、特殊なものではないのかもしれません。【PART3】では、ハラスメントの中でも特にわかりづらいとされる「パワハラ」を事例としてポイントを整理します。そんなに難しくありません。スッキリとした対策としてご覧ください。

パワーハラスメントへの疑問——師長からのSOS

Q15 「パワハラが怖い」と師長や主任が泣いてます。

（相談者：九州地方で長く看護部長を務めてきた新庄さん）

今、ハラスメント……特にパワハラの対応に苦慮しています。といっても被害者が出ているわけではありません。困っているのは、パワハラが広く認識されるようになってから、**師長や主任の悩みが増えた**ことです。マスメディアで「あれはパワハラ」「これはパワハラではない」という事例が紹介されていますが、それればかり意識して仕事はできないし、かといって無視もできないし……現場がスッキリするようなアドバイスはありませんか？

A

次のように考えるといいかもしれません。国がきめ細かくハラスメント対策を提示するようになった理由を考えてみるのです。かつてはハラスメントという概念が乏しかったために、立場の強い人が弱い人を傷つけて深刻な状況に追い込むケースが後を絶たなかった。だから、今、ハラスメントが許されないことを国全体に浸透させようとしている……それだけのことです。**「ハラスメント」を「人権侵害」という言葉に置き換えたら、迷いなく強い意思で対策できる**のではないでしょうか。

具体的な対策について、看護部であれば院内感染をイメージする方法もあります。院内感染が発生して患者さんの生命が危険にさらされるという事態を回避する。そのために手洗いうがいをはじめとする予防対策を徹底し、万一院内感染が発生すれば、速やかに危機管理対策を実施する。看護のプロにとって当たり前の知識です。

ハラスメントも、予防対策と危機管理対策に分けて考えるだけでスッキリするはずです。これまでは、コトが起きてしまった後の対処のための危機管理対策が先行してきたイメージです。これに対して、最近、次々に提示されているような、ハラスメントの種類を定義したりハラスメント委員会設置を進めたりというのは、予防対策なのだろうと思います。院内感染対策において、看護の現場では院内感染の芽を徹底して摘む姿勢で予防対策に臨んでいることでしょう。とすれば、看護部のハラスメント予防対策のポイントは簡単、人権侵害しないように日頃から注意を徹底することに尽きます。

質問にあるパワーハラスメント（パワハラ）でいえば、**パワハラであろうがなかろうが、上司が原因という体調不良が起きないように全力を傾ける**という意識で臨んでいれば、看護管理上のリスクは激減するはずです。私が尊敬する、あるトップマネジャーは、「仕事で関係するすべての人に敬語で応対」「常に穏やかな姿勢」「プライドを傷つける言動を一切しない」といった習慣が完全に身についています。これならパワハラの専門知識がなくとも、おそらくパワハラリスクはゼロです。

Q16 パワハラって、いったい全体何なんですか？
（相談者：部下を〝熱い〟思いで支える看護部長の星野さん）

ひどい話を聞いてください！　うちの八木主任看護師が目に涙を浮かべて報告にきました。八木主任が言うには……先日部下から呼びかけられたとき、やや中途半端に応答したところ、恨まれてしまったようです。〝主任に無視された。パワハラだ〟と周囲に話しています。病院のハラスメント窓口にも申し出たので、私は人事部による聞き取りを受けることになりました。正直キツイです……と。

パワハラ対応では、実際こんなことがたくさんあります。今回のケース、誰が見ても誠実な八木主任と、普段からチームワークを乱しまくっていて患者さんへの接遇もひどいナースの話です（名前は書けません）。**パワハラだと申し出たら、スタッフは何でも好き放題言える**ものなのですか？　人事部が中立を心がける気持ちはわからないわけではありませんが、このままでは師長や主任になる人はいなくなります。

A

この対応は簡単です。ハラスメント窓口（人事部）に対して、星野看護部長が「この案件、看護部に任せて！」と申し出て八木主任を守ればいいだけのことです。メールを読む限り、部下の保護が必要と思われるような、八木主任による人権侵害情報が一切確認できないからです。むしろ、攻撃されている八木主任の人権が侵されているようにさえ思えます。

職場内において上司は部下より強い権限をもちますから、慎重な対応は必要ですが、「訴えがあったから加害者とされた人を自動的に呼び出す」という人事部の対応は雑すぎる感じがします。

「セクシュアルハラスメント（セクハラ）」も「パワーハラスメント（パワハラ）」も「マタニティハラスメント（マタハラ）」も……人権を侵害するものは絶対に許さないという指針に基づいて、「相談窓口では労働者の訴えを聞く＝人権保護につながる手段を早く打つ」、それだけのことです。**職場での上司と部下との行き違いについて、白黒をつけるためにハラスメント窓口があるわけではありません**。看護管理職が必要以上にパワハラを恐れていたら仕事になりません。自信をもって人事部と協議してもらいたいところです。

以上、率直に回答してみましたが、ハラスメント対応について、これだけで納得する人は少ないと思います。そこで、ここからは特にパワハラをイメージしながら、対応方法とポイントを整理してみます。皆さんが日頃聞いているハラスメント対応の話とは、少し違うかもしれませんが、法律の専門家や有識者と話し合いながらまとめていますから、実用性という点でも、そこそこ自信があります。〝リアル〟ハラスメント対策としてご覧ください。

まずは、ハラスメントに関する相談件数の推移をグラフからみてみましょう。

増え続けるハラスメント相談

※都道府県労働局に寄せられた企業と労働者の紛争に関する相談の状況

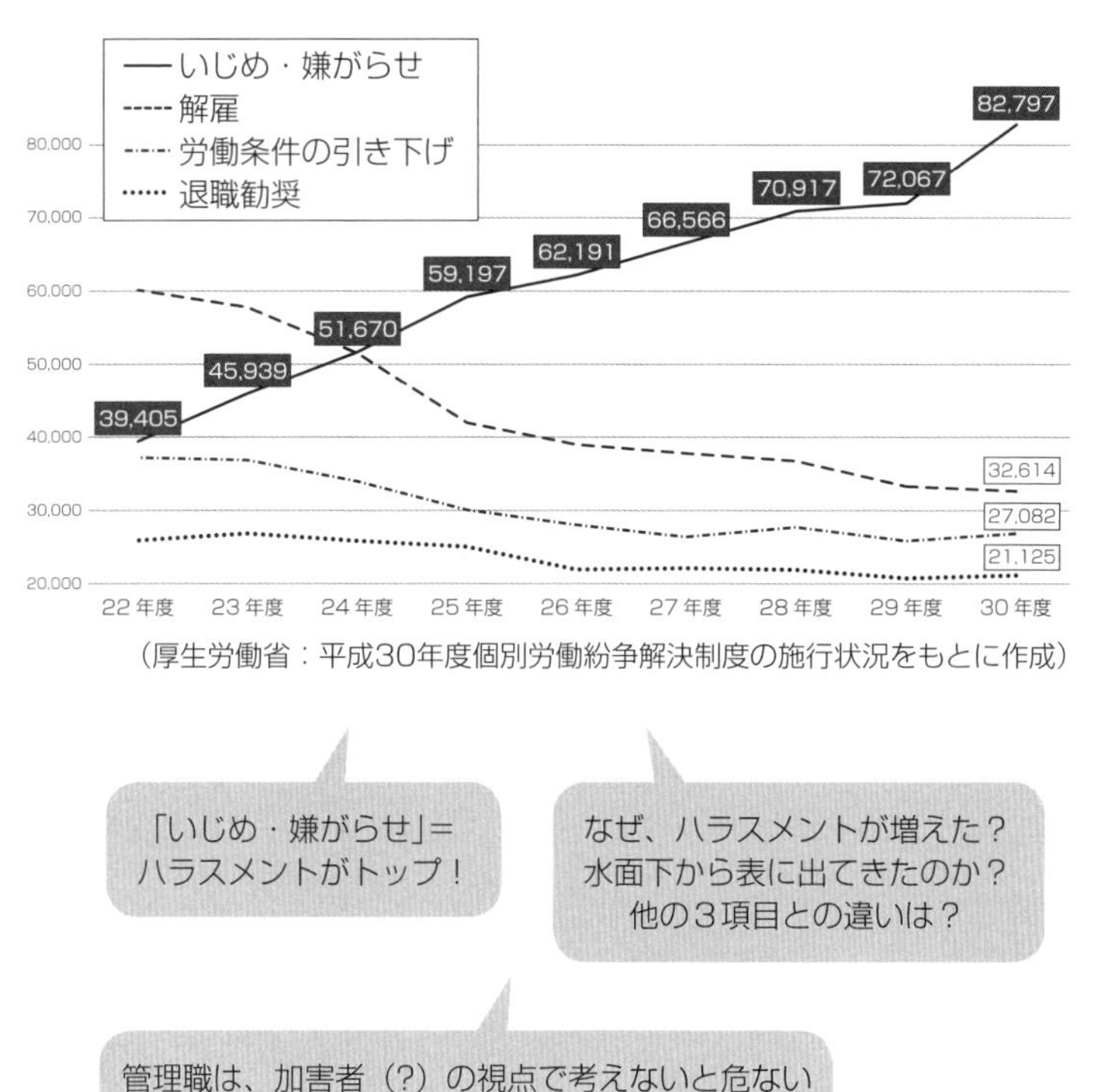

基本的な考え方――白でも黒でもない、グレーの案件への対応も

❖ハラスメント相談が増える背景

グラフは、都道府県労働局に寄せられた相談件数の推移を、内容ごとに比較したものです。「解雇」「労働条件の引き下げ」「退職勧奨」という3項目が減少しているのと対照的に、「いじめ・嫌がらせ」（ハラスメント）に関する相談件数だけが急増していることがわかります。

「なぜ、ハラスメントが急増したのか？」この理由を考えてみることが実践的な対策のスタートです。

まず、社会全体でハラスメントに関する意識が高まり、被害を申し出るシステムも整備されたので、これまで水面下に潜んでいたものが一気に表面に噴出してきたということが考えられます。セクハラ、パワハラというメジャーなものだけでなく、マタハラやモラハラ（モラルハラスメント）なども含めたあらゆる人権侵害行為に対して、きちんと認識して対策していこうという流れがはっきりしました。労働の場でハラスメントの相談件数が増えるのは当然です。

でも、それだけでしょうか？

これだけ世の中でハラスメントが話題になるのですから、【Q16】で紹介した星野看護部長か

らの〝偽パワハラ〟相談のようなケース、白黒で分類すると、訴えられた八木主任には全く責任がない〝白〟のケースも増えているものと思われます。こうした冤罪のような訴えも増えていることを想定してハラスメント対策を立てないと、現場は……星野看護部長のように混乱してしまいます。

また、白と黒だけではなく、判断が難しいグレーの相談も増えているはずです。**ハラスメント対策において現場が混乱する原因は……相談は白・黒・グレー、すべての案件が急増しているのに、対策は黒に関するものに偏り過ぎていることにあります。**白でもなければ黒でもない、グレーゾーンの相談への対応をもっと考えてみることを強くお勧めしたいところです。

❖組織的な危機回避だけでは足りない

ハラスメント相談の中に〝冤罪〟が含まれる可能性について触れましたが、仮に完全に〝黒〟の相談であったとしても、現在の対応でよいのかどうか考えておきたいところです。少し意識しながらローカルニュースを見ていると、特に公的機関では、ハラスメント事案に関する広報(何があって、どのように対応したのか)をしっかりと行っていることに気づきます。これは、公的機関の社会的責任を果たすためであるのと同時に、そのハラスメント案件が適切に処理され、公式な対応が完了したことの証明でもあります。

ここで一度、ハラスメント被害に遭ったナースの立場で考えてもらえないでしょうか？　たとえば、訴えが適切に処理された結果、パワハラを行っていた師長が処分されて、自身の看護部内での立場が守られた……とします。これで、そのナースは安心して働き続けられるのでしょうか。

ハラスメントで傷つけられた人権が守られた意義は大きいのですが、それだけでは、最悪の事態を乗り切ったにすぎず、十分とはいえない気がします。そのナースは同じ病院で働き続けるわけですから、どのようなサポートを行ったとしても、相当な緊張感のもとで、その後の職場生活を送る可能性が濃厚です。ここに、いわゆる**〝教科書的〟なハラスメント対策ではケアできない部分……〝手遅れ感〟**があると思うのです。

❖個人の立場に配慮してハラスメント問題を解決するために

実は、私たち人事部門が就業規則に基づいて整備するシステムは「修羅場を乗り切るための対策」「組織目線の対策」です。しかし、それだけでは、処分される加害者だけではなく、被害者も相当の傷を負ってしまう可能性が高いのです。さらに、ハラスメント認定が微妙なケースでは、最悪、痛み分けのようなこともあり得ます。その後の対応は、とても難しいものになります。そして、あまり指摘されないのですが、この痛み分け……白でもなく黒でもないグレーのケースが、実は相当に多いはずなのです。
ここでクイズです。「グラフ・増え続けるハラスメント相談」でも紹介した労使紛争の①解雇、②ハラスメント、③労働条件の引き下げの中で、労働者の立場で証明が一番難しいのは何でしょう？

簡単すぎる……②ハラスメントに決まっています。①と③は客観的な事実が前提としてあるのに対し、②はお互いの言い分が食い違う可能性が高く、客観的に証明することが圧倒的に難しいのです。ハラスメントの訴えによって、被害者が加害者に相対する事態にまで進行した時点で、一定のダメージを覚悟せざるを得ない……これが、ハラスメント対策の悲しくて厳しい現実です。

ここで、決して誤解しないでほしいのですが、私は、ハラスメントの問題をうやむやにすることをお勧めしているわけではありません。〝教科書的〟なハラスメント対策だけでは不十分ということが言いたいだけなのです。それでは、どうしたらいいのか…実は、普通の対策がとても有効です。

ハラスメントの「相談」は多くていい、「訴え」は少ないほうがいい

図は、インターネットに公表されていた某自治体のハラスメント対策資料（色アミの吹き出し部分は私の心の声）です。この自治体に限らず、多くの公的機関や企業で同様のシステムがとられています。ちなみに私の所属法人でも、ハラスメント対策として、この資料にみられるようなシステムを採用していますが、これだけでハラスメントを乗り切ることは不可能です。それは、吹き出しに書いたとおり、被害を申し出た人も、加害者として名指しされた人も、このシステムによる対応だけでは大きな傷を負う可能性が高いからです。

それではどうすればいいのか。対応のカギは初動時点の相談窓口にあります（労働契約法第3条の全文は8ページを参照）。

■労働契約法第3条（労働契約の原則）より抜粋

労働者及び使用者が対等の立場における合意……／労働契約は……均衡を考慮／労働契約は……仕事と生活の調和にも配慮……／……信義に従い誠実に、権利を行使し、及び義務を履行……／……権利の行使に当たっては、それを濫用することがあってはならない

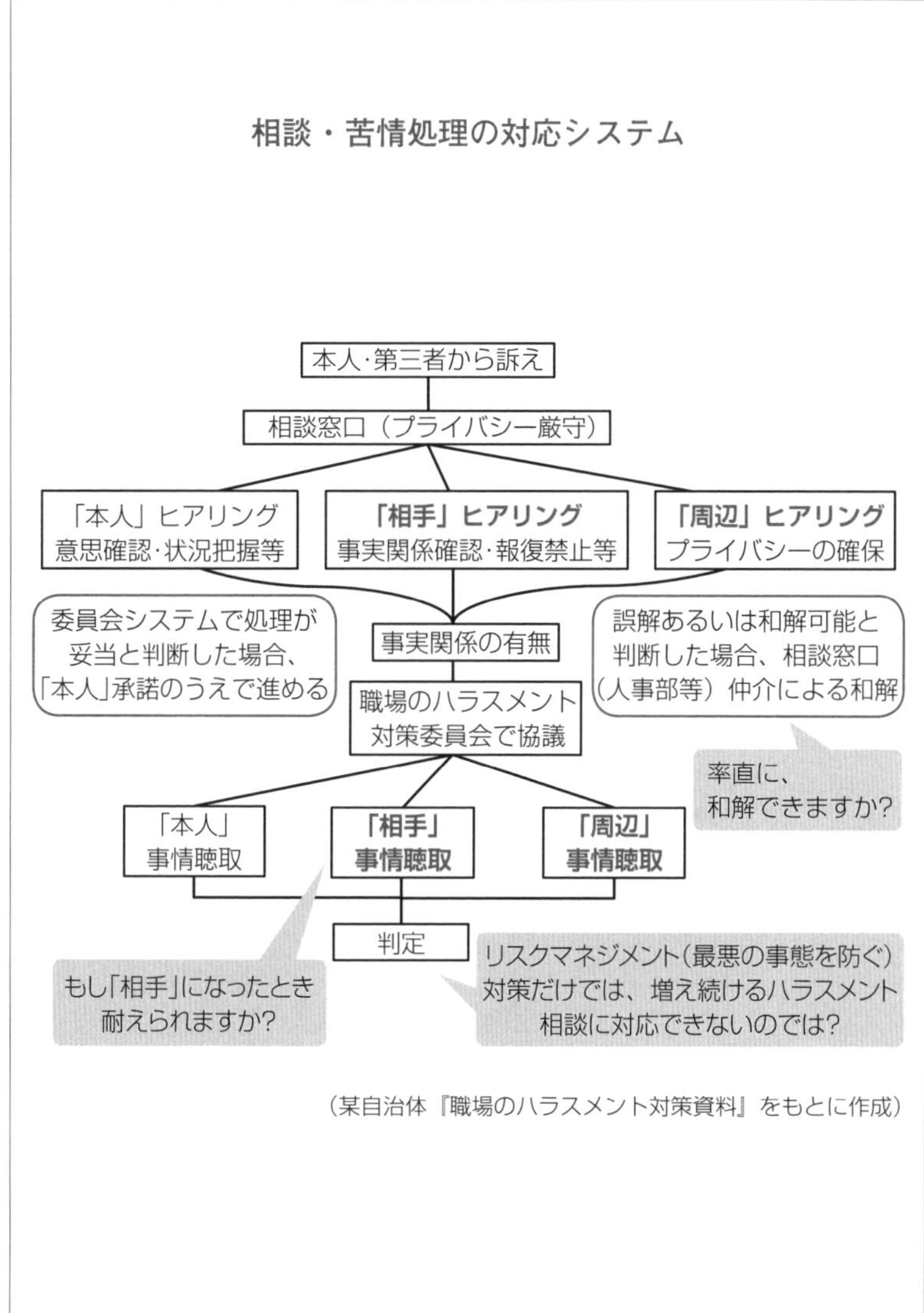
相談・苦情処理の対応システム
本人･第三者から訴え
相談窓口（プライバシー厳守）
「本人」ヒアリング
意思確認･状況把握等
「相手」ヒアリング
事実関係確認･報復禁止等
「周辺」ヒアリング
プライバシーの確保
委員会システムで処理が
妥当と判断した場合、
「本人」承諾のうえで進める
事実関係の有無
誤解あるいは和解可能と
判断した場合、相談窓口
（人事部等）仲介による和解
職場のハラスメント
対策委員会で協議
率直に、
和解できますか？
「本人」
事情聴取
「相手」
事情聴取
「周辺」
事情聴取
判定
もし「相手」になったとき
耐えられますか？
リスクマネジメント（最悪の事態を防ぐ）
対策だけでは、増え続けるハラスメント
相談に対応できないのでは？
（某自治体『職場のハラスメント対策資料』をもとに作成）

少し難しい話になりますが（読み飛ばしてもらってもヨイデス……）、ハラスメントには、労働契約法に沿って労使ともに誠実に対応していくことが大切とされます。解雇や労働条件引き下げなどと異なり、**困ったときに早めに相談できる、つまり相談窓口の敷居が低いことが、ハラスメント対策の大きなポイントになる**と思います。

実際に、マスメディアで紹介される、いじめのようなパワハラ、あるいは執拗なセクハラなど、ひどい人権侵害が歴然としているものよりも、もっと身近な問題のほうが相談窓口には数多く届く傾向にあります。さらにわかりやすく表現すると、ハラスメントなのかどうか迷う案件、微妙な相談が多いというのが、現場で働く私の実感です。

以上のことを踏まえると、**ハラスメント相談窓口にとって、相談件数が多いのはいいことですが、訴え件数が多いことは好ましいことではない**……これが私の見解です。早めに相談できたおかげで、問題が深刻化して訴えるしかなくなる事態を避けられるのなら、それがベストだからです。

敷居の低い相談窓口のススメ

❖追い込まれる前に相談できる窓口を

ハラスメント相談窓口を設置する場合、法律家に委託したり、病院内でも限定された立場の人に任せたり、訴えた人の立場を保護したうえで事実確認を行う、というのは、全く落ち度のないやり方だと思いますが、これでは、相当に追い込まれない限り、相談窓口には連絡しづらいのではないでしょうか。職場での悩みを、もう少し早い段階で、気軽に相談できる窓口があったらいいのに……。

ここで、看護の現場ならではの工夫をお勧めしたいのです。相談内容をハラスメントだけに絞るのではなく、相談しづらいテーマ全般、コンプライアンス（法令遵守）やメンタルヘルスなども含めて、テーマを広げてみたらどうでしょうか。ハラスメント限定の相談窓口と比べると、刺々しさが薄れて優しい感じです。組織管理担当の看護管理職を配置している病院では、こうした窓口が、新人育成プログラムなどで設ける相談窓口と似ていることに気づくと思います。そんなに簡単でいいのでしょうか？　大丈夫！　いいんです！　ただし、少しだけ機能を高めてください。

❖相談窓口を機能させるポイント

1つ目。この相談窓口は、人権を確実に保護できる部局の下に位置づけることです。こうすれば、より重要な機能を果たせます。ハラスメントに万全の対応を、と考えると、この窓口がすべての権限を担うことには無理があります。しかし、背後に法律家も控えているような2階建てシステムの1階部分にこのような窓口があると、悩みを抱えたナースには非常に優しく、問題が深刻化する前にサポートできる可能性が高まります。さらに、何かあれば2階の専門家を頼れるのですから、1階の窓口は自信をもって相談を受け付けることができます。

2つ目。窓口担当者は複数とし、さらに看護部以外の人を必ず加えるということです。ナースが相談するのであれば、担当者は看護部以外のほうが安心できるかもしれませんし、他職種からの相談には逆のことがいえます。そして、窓口担当者は、相談者が同意しない限りひたすら悩みを聞くことに集中し、情報を共有することも個別対策を実施することもしない、これくらいの慎重さが最低限必要です。

この相談窓口のねらいは、問題が深刻化する前に対応を開始することで、多様な解決方法を探るところにあります。早い段階で相談できると、話を聞いてもらうだけで元気を取り戻す人もいますし、周囲に気づかれぬ方法（定期の人事異動など）で問題解決してほしいという要望も出せます。

さらに、問題の深刻さが疑われれば、情報収集と並行して早目に備えを行うこともできます。追い込まれてからの最悪の事態を防ぐための対策だけで臨むよりも、はるかに早く、実践的に、多くのナースの悩みを解決することができるはずです。さて、そろそろ気づいた人がいると思います。「**ハラスメントは特別な問題ではない。一人ひとりの人権を守り、深刻な状態に追い込まれる前に早目早目の対応を行う**」という当たり前の考え方で臨めば大丈夫です。

危機管理に有効な段階別システム

❖リスクマネジメントのシステムもわかりやすく……

今後も増える一方となりそうなハラスメントの訴え……相談窓口で早目に対応しただけでは済まない事態も当然起こります。ですから、リスクマネジメントのシステムも、きちんと機能させておくことが重要です。私の所属法人でも、さまざまな案件が相談窓口に届きます。そこで、ハラスメント被害を申し出た人と加害者として名指しされた人、両者の人権保護を徹底したうえで、段階別システムによる対応を行うようにしています。

資料は、そうした段階別システムを簡略化して示したものです。法律の専門家に確認しても

リスクマネジメント：段階別システムの例

段階	要望	対応主体	実施事項	対 被害申告者
Ⅰ	救済	相談窓口 部門責任者	・個別面談・記録など	・徹底して保護
Ⅱ	加害責任追及・処分（外罰的）	SOS 委員会	・調査・検証・記録 ・文書回答	・関係者が情報共有 ・**指導の可能性有**
Ⅲ		指導・倫理 委員会	・調査・検証・記録 ・**就業規則への違反と懲戒等適用可否の判断**	・**指導の可能性有**
Ⅳ	トップ責任を追及	ガバナンス 委員会 （外部有識者）	・問題検証 ・実質的に外部有識者が判断	

・この段階なら、さまざまな対応で救済できる
・現場の対策強化のポイント

・処罰を求めれば相応の責任が生じる
・慎重に選択してもらう

・訴え・要望にも段階がある
・ハラスメントシステムは、きめ細かく、慎重に

両者の人権保護を大切に

らいながら慎重に組み立てました。ここで紹介する4つの段階のうち、ⅢとⅣは最終段階、組織としての危機管理対策ですからまずは置いておいて……現場の皆さんに注目してほしいのは、ⅠからⅡに至る初動の段階です。

このシステムは、【PART3】の最初に紹介した星野看護部長からの相談のように、部下が主任看護師のパワハラを主張してSOSを発信するようなケースでは、高い効果を期待できます。

Ⅰの段階では、SOSを発信した人を徹底して保護します。特にパワハラでは、被害が事実であった場合、相談した情報が少しでも漏洩すると、パワハラ被害者が、さらにひどいハラスメントに遭うリスクが一気に高まって非常に危険です。ですから、それが事実であろうがなかろうが、相談に来たナースを守ることが最優先となります。なかには、【Q16】に登場したナースのように、ハラスメントシステムの悪用が疑われることもありますが、それでも相談窓口を信じて救済を求めるわけですから、責任追及や指導は厳に慎む必要があります。

❖「救済」か「責任追及」か、話し合いで深刻な問題を回避

Ⅱの段階に移行すると話は別です。【Q16】のケースでは、被害者だというナースが積極的に情報を公開し、上司の八木主任に罰を求めるかのような動きがみられます。この場合、当然、

八木主任の人権も守る必要がありますので、事実確認状況によっては、ハラスメント被害を訴え出たナースだけが指導を受けるという事態も発生します（ここがポイントですよ）。

このように、自分から言いふらすような困った人は論外として、ほとんどのハラスメント相談では、Ⅰの段階からⅡの段階に移行する過程で、ハラスメント窓口と相談に来たナースとの間で協議の機会があるはずです。Ⅰの段階では、相談に来たナースは徹底して保護するのでリスクゼロですが、Ⅱの段階に移行した場合には指導を受ける可能性もある、つまり、リスクが発生するのです。**相手の処罰を求めれば相応の責任が発生することを、相談窓口は、中立的な立場できちんと説明する**必要があります。そのうえで、求めることがⅠ「救済」なのか、Ⅱ「救済＋上司の責任追及」なのか、相談に来たナースに慎重に選択してもらう。これだけで、パワハラ対策は一気にスッキリしたものになるはずです。

さて、ここで人事担当者としての本音です。Ⅰの段階では、相談者の「救済」だけを考えて、あらゆる対策を実施できます。これがⅡの段階に移行すると、「中立」を強く求められますから、ある程度、行き着くところまで行く対応になります。ナースの皆さんがハラスメント対策に取り組むのであれば、**リスクマネジメントの知識を積み重ねることよりも、看護部としてⅠの段階で何ができるのかを徹底して考えてほしい**のです。人事部門との連携強化も必須となります。

ハラスメントの予防システム

さて、パワハラ関連の2つの相談を手始めに、もっともらしく整理してみましたが、肝心の内容がまだ残されています。最も大切と強調した〝ハラスメント予防対策〟です。ハラスメント問題が発生した後よりも、発生する前の対策に力を入れるほうが簡単ですし効果も上がります。皆さんご存知の〝当たり前〟すぎる対策ですが、確実な事例を3つ紹介しますので、しっかりと実行してみてください。

❖ ①ストレスチェックをしっかり！

労働安全衛生法が改正されて、毎年1回の労働者へのストレスチェック（検査）が開始されたのは2015年のこと。今では、皆さんの職場でも当たり前の習慣として定着していると思います。このストレスチェックをしっかり行っておくことは、ハラスメント対策としても大きな意味があるのです。

口の悪い人からは、「ストレスチェックでハラスメント被害が見つかるわけでもないし、高ストレスを隠そうとする人もいる。斬新な提案が聞けると期待していたのにガッカリです」などと言われたこともあるのですが……そういう人は全くわかっていません（斬新な提案でうまくいくのなら苦労しないよ……）。頭の中だけで人事システムを考える人は気づかないのでしょうが、たとえストレスチェックそのものではハラスメント被害を確認できなくとも、**ハラスメント被害者がストレスチェックを一つのキッカケとして、情報発信する勇気をもつケースは珍しくない**のです。また、ストレスチェックで部門別の**集団分析を行い、その結果を勤務データと照らし合わせる**過程で、ハラスメント被害が見つかることだってあるのです。集団分析では毎年のデータを比較することだってできるのですから、きめ細かく対応することでハラスメント対策としても機能する……間違いありません。

❖②定期個人面談では必ず声かけ——スタッフを守り、看護管理職を守る

今や全国ほとんどの看護部で実施されるようになった、育成・評価のための定期的な個人面談。①で取り上げたように、ハラスメント被害者から情報発信するキッカケになるという効果もありますが、それ以上に〝声かけ〟……たとえば「いつも頑張っていますね」とか、「これからも期待していますよ」とか、スタッフに前向きなメッセージを伝える場として大きな意味があります。看護管理職の皆さんの洞察力があれば、こうしたやりとりの中で、**ハラスメント被害者を発見する確率も高まる**と思うのです。ちなみに**ストレスチェックの直後くらいに定期個**

人面談を実施すると、**相乗効果**が期待できます。

▼▼▼ **著者からひと言**

おまけの話ではありますが、定期面談でのきめ細かな声かけは、看護管理職がパワハラ加害者となるリスクを大きく軽減する……スタッフを癒す効果がある……と私は信じています。

今から25年くらい前、20代の私はストレス溜まりまくり（理由はもちろん書けません）、1カ月に一度のペースで「辞めてやる！　利根川課長（私の上司）許さないぞ！」と思い詰めていました。ところが、個人面談のたび、当の利根川課長から「いっつも済まないなあ。体大丈夫かぁ」と、朴訥とした北関東訛りで言われてしまうと、「まあ……いい人だし」と穏やかな気持ちに戻されてしまうのです。私が単純すぎたのかもしれませんが……前向きな声かけには大きな効果があることだけは間違いないです。優しさの表現は人のためならず（自分のため）、管理職の皆さんにはそれくらいのしたたかさを持ち合わせてほしいものです。

❖ ③絶対安全なSOS窓口を機能させて

最後はすでにお伝えしたように、安心して相談できる窓口を整備して、その情報を組織全体で共有する取り組みです。こうすることで**「早期相談＋対応」の流れが生まれます**し、安全な

組織内に SOS 窓口を広報する場合の案内例

コンプライアンス	職場で法令違反の行為に遭遇した場合、あるいは、患者への暴力（言葉によるものを含む）のような倫理違反行為に気づいたときが該当します。役職者への報告が困難という場合、直接 SOS 窓口に報告してください。
メンタルヘルス	慣れた職場であることで、逆に心身の不調等の申し出をしづらいということもあります。深刻な事態を招く前に SOS 窓口を利用してください。
ハラスメント	**ハラスメント（嫌がらせ）**は、相手の尊厳を不当に傷つけ能力発揮を妨げる、許されぬ行為です。しかし、職場で被害に遭っても**周囲の目を気にして申し出を控える人が多い**のも事実。自分を守るため、SOS 窓口を活用してください。

- 院内掲示等により、常に職員の目に触れるようにする
- 新卒者が着任する時期（4～6月）の全部門への回覧も毎年実施する

相談窓口は、看護管理職を守ることにもつながります。①ストレスチェック、②個人面談、③SOS窓口の広報……3つを同じくらいの時期に行うと特に効果的です。表は、私が実際にSOS窓口を広報する際に使う資料からの抜粋です。ハラスメント以外の相談も受け付けていることがポイントです。

ハラスメント対策のまとめ

それでは、最後にポイントを整理します。

①組織全体のレベルでは、ハラスメントに専門的に対応するシステムが大切ですが、看護の現場では弱った人を早く見つけて早くサポートするシステムにもっと力を入れてほしいです。スタッフがハラスメントを訴えるレベルまで追い込まれないような備えを日頃から行っておくことが大切です。

②中間管理職のマネジメントの難度が上がっています。ですから、中間管理職のサポートシステムを整備することが大切です。パワハラに限らず、訴えられた側の人権への配慮を決して忘れてはいけません。

③パワハラの場合、SOS窓口に通報する人の案件を分類すると、「白・黒・グレー」では圧

倒的にグレーの案件が多いです。グレー対策をやらなかったら、ハラスメント対策としては不十分です。

追い込まれて訴える人の気持ち、訴えられる人の気持ちを考えれば、ひとたびハラスメント問題が起きてしまえば、それがきれいに解決することなどないのです。問題発覚時点で、組織としては「大失敗」くらいの気持ちで取り組むようお願いします。

さて、ここで、ハラスメントではありませんが、心の病で休んでいる人の復職に関する相談を紹介します。この対応に関して、ナースの皆さんに知っておいてほしいのは、ハラスメント被害に遭って一時的に職場から離れた人が復帰する場合にも、同様の考え方で臨んでほしいということです。

Q17 メンタルヘルスの支援は、子育て支援と比較して足りないのでは？
（看護部長経験2年の能見さん）

うちの病院では、育休明けの働き方支援は、育児短時間制度とか週休3日制とか、いろいろと用意されているのですが、病気等による休業からの復帰は、フルタイム勤務が前提となっています。メンタル障害からの復職は慎重に進めたいのですが、**復帰したナースは有給休暇を切り崩すしかなく、その日数が底をついた時点で退職せざるを得ない**状況が続いています。看護部長の立場からしてとても残念です。いい方法はありませんか？

A◀◀◀

まずお伝えしたいのは、有給休暇がないと休めないわけではないということです。その分の給料は出ませんが欠勤として休むことができます。「育児短時間制度」と比較して不利と思われるかもしれませんが、「育児短時間制度」だって、短縮した時間は働いていないのだから給料を出していないという組織が大半だと思います。

「欠勤はボーナスや昇給でマイナス査定とする」という内規を徹底している組織以外では、欠勤も育児短時間勤務も、給与的には大きく変わらないくらいの認識でもよいのではないでしょうか。とすれば、有給休暇が底をついた後も、能見看護部長が欠勤を認めたうえで、緩やかに快復を目指すやり方をすればよい話です。たとえば、ハラスメント被害に遭った人が心の病気となり、復帰するときにはフルタイム勤務しか認めないなんて、ひどすぎませんか？　それで離職させてしまうようなら、ハラスメント加害者に加担しているようなものといえなくもありません。

近年は、国の政策のおかげで働く人の権利を保護しようとする意識が各医療機関に急速に定着しつつあります。その結果、骨格となる人事制度そのものについて、医療機関の間で大きな差はなくなってきたように思います。それでも、現実には、ナースに優しい人事管理を行う職場と厳しい人事管理を行う職場、医療機関ごとに大きな差が発生することは珍しくありません。最も大切なことは、同じ人事制度でもそれを取り扱う組織によって、人に優しくなることもあれば厳しくなることもあると冷静に認識することです。ポイントは「**人事制度をベースにしながら、働く人の本音にどこまで寄り添えるのか？　どこまで柔軟にやれるのか？**」に尽きます。

皆さんには、外見だけが優しい人事制度に頼るのではなく、裏の顔がない、本当に優しい人事管理を目指してほしいです。キレイごとを言うようですが、やっぱり人間も人事制度も中味なのだと思います。相談の内容を解決するもしないも、能見看護部長ご本人にかかっています。

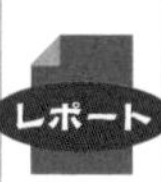

ハラスメント問題で人事担当者が頼りにする3人の専門家

理想は理想として、ハラスメント問題が深刻な段階へと推移する可能性は常に想定しておく必要があります。リスクマネジメントですから、人権保護を最優先とするためにも法律家に加わってもらう流れは当然ながら予想されます。

ここで少し考えてほしいのです。ナースの皆さんの中には、このように〝深刻な段階に到った場合、専門家に任せて看護部は一歩引く〟というスタンスの方も少なくないように思いますが、それでよいのでしょうか？　実は、専門家の中でも、その資格や立場によって、ハラスメント問題へのアプローチ方法はさまざまです。病院の経営層や人事チームと連携して深刻な事態を回避するためにも、皆さんに、ぜひ知っておいてほしい情報をご紹介します。

●頼りたい専門家①法律家……弁護士

まずは、いうまでもなく弁護士です。ハラスメントを申告した人と名指しされた人、さらに両者を雇用している病院を含めて、深刻な状況になりそうな場合、最終的な判断を法律に基づいて行うのは自然なことです。こうしたとき、やはり真っ先に弁護士を思い浮かべます。どのような状況においても、常に冷静で、客観的な視点から問題を分析してもらえますし、アドバイスは法的根拠を伴っていて、常にスッキリとしています。

それに、弁護士がかかわることで、ハラスメントの**当事者同士が対立した主張を続けているような場合**

でも、落ち着いて話し合いに応じてくれる効果が期待できます。リスクマネジメントの視点からハラスメントを考えるとき、最後はやはり弁護士に頼るのが何よりです。私も皆さんの多くと同じ考え方です……と、ここまでは当たり前の内容かと思います。注目してほしいのは、この後です。

●頼りたい専門家②もう一人の法律家……社会保険労務士

法律家というと弁護士を思い浮かべる人が大半だと思うのですが、実は労働関係の法令に精通する社会保険労務士も、深刻なハラスメント対応において頼りになる存在です。特に最近は、就業規則やハラスメントの勉強会などで社会保険労務士の講義を受けた看護管理職も多いと思います。講義をするくらいですから、ハラスメントのケース対応に強い社会保険労務士も、当然たくさんいるのです。

私のイメージですが、サッカーにたとえると、弁護士はペナルティキックを止めるゴールキーパー、守護神です。これに対して社会保険労務士は、ゴールキーパーの前でディフェンスをすることもあれば、中盤でパスを縦横に配給することもある、守備的ミッドフィルダーのような存在です。手が使えないのでゴールを防ぐ方法は限定されますが、ボールに対してさまざまなアプローチを行うことができますから、パスをカットして結果的にゴールを防ぎます。ときには攻撃に参加して、ピンチをチャンスに変えるような役割を担ってくれるかもしれません。

仮に、ひどいハラスメント行為が明らかで、人権保護のために速やかな動きが求められるケースでは、対応の選択肢は限られます。しかし、よい解決方法を考えるだけのゆとりが少しでも残されているのなら、ハラスメント申告者に寄り添いながら、広い視野をもって選択肢を一緒に考えていく姿勢が大切だと思います。ハラスメント問題をリスクマネジメントのうえで解決できたとしても、ハラスメントを受けた申告者のナースに大きな心の傷が残ったのでは、本人の将来が非常に心配です。「**法律的な問題は？　就業規則的には？　生活するうえでは？**」**といった感じで、ああでもないこうでもないと問題解決の道筋を探る**過程において、優れた社会保険労務士は本当に頼りになる存在、相談相手となります。

●頼りたい専門家③現場に通じた……経験豊富なナース

最後に、リスクマネジメントとして、この話題をあまり目にしないのですが、**ナースのハラスメント対策なのですから、問題が深刻な状況に推移した段階でも、ナースの視点を活かすシステムを整備**しておくことは、やはり非常に重要です。第三者委員会等で急遽招集するのではなく、日常的に、もっと早い段階で看護管理者やその経験者にかかわってもらえるシステムがあると、大きな効果が期待できます。

エピソードを1つ紹介します。かつて、私が在籍する法人では、県看護協会で要職にあったKさん（仮名）に、不定期で相談できるシステムを採用しており、ハラスメントに関する対応を行う際に、Kさんに加わってもらったことがあります。さすがに、具体的な内容をここでは書けませんが、Kさんからは、弁護士からも社会保険労務士からも得られない、**看護の現場に通じた、トップマネジメント経験のあるナースならではの貴重なアドバイス**をいただきました。そのおかげで、私は人事担当者として、対応が難しかったテーマを何度も乗り切ることができました。

ハラスメントは人権侵害の問題ですから、状況が深刻化した段階では、その対応を法律家に委ねるのが〝王道〟だと思います。ただ、そこにナースの視点も組み込むことで、より**心の込もった〝ナース版〟ハラスメント対応システム**が完成することをぜひ知っておいてください。

PART4

働き方改革法は〝頑張る人〟を大切にする

——主要テーマが一気に片づく大チャンス

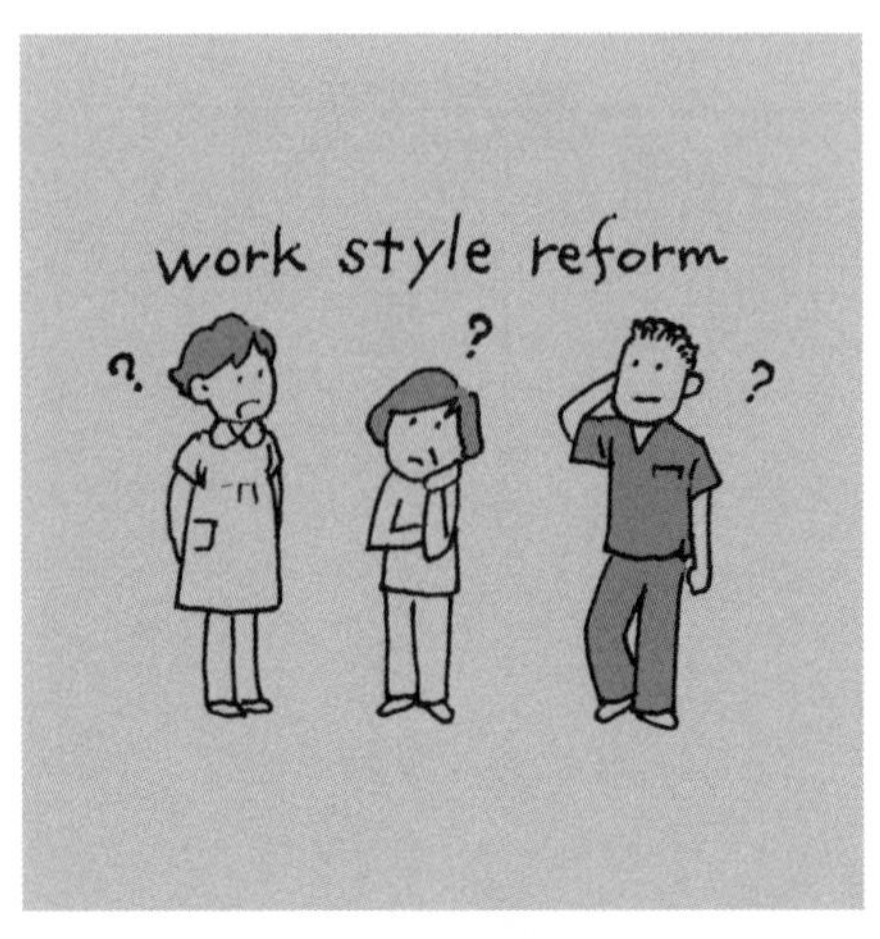

【PART4】のテーマは働き方改革法です。超過勤務が月45時間を超えたら大問題とか、1年間で有給休暇を5日取れなかったら罰金とか、マスメディアでもさかんに取り上げられているので、気になっている人は少なくないと思います。でも、医療現場では、スタッフはもちろん看護管理職の皆さんであっても、それほど気にしなくて大丈夫です。法律で規定するくらいなのですから、普通の職場だったら問題なくクリアできますし、ちょっと苦労している職場であっても、経営サイドの頑張りで何とか対応できるレベルの基準です。

その一方で、医療機関の経営に確実に影響が出そうで、なおかつナースの皆さんの勤務スタイルが大きく変化しそうなテーマ、さらには人生プランが変わってしまうかもしれないテーマも、働き方改革法には含まれています（大げさにあおっているわけではありませんよ）。

「法律解説」などと大きく構えると、読む前から眠くなってしまいますので、法律については素人の私の目線で、特に知っておいたほうがいいポイントだけをまとめてみました。

働き方改革法で医療現場はどうなる？

まずは、反対の立場から書かれている2つの相談メールをご覧ください。

Q18 働き方改革って、看護部に任せるだけで解決しますか？

（相談者：いつも他人事みたいな人事部門の対応に悩む看護部長の桐山さん）

病院組織の中で、看護部は「血液」にあたる存在だと思います。隅々まで行きわたって活躍するから病院組織全体が活性化できるのではないでしょうか。人事部門の人たちには、病院組織が「貧血」状態に陥らないように、少しくらい支援してほしいです。

最近、人事部門から「働き方改革法で経営的に大変な事態が予想される」と聞かされる機会が増えました。それなのに、その対策はといえば**「看護部で年休や残業時間をしっかり管理してください！」**とは、あまりにも他人事というか、無策というか……非常に不安です。これから看護部は、どうしたらいいのでしょうか？

Q19 働き方改革には、看護部にも協力してもらわないと……

（相談者：〝敵対的な〟看護部に悩む人事課長の諸星さん）

看護部は病院内で最大の人数を抱える部門です。有給休暇も超過勤務も、看護部でうまく対策できれば、病院全体がうまく対応できることになります。看護部の口の悪い師長から、「**人事に当事者意識がない！　人事の仕事を看護部がしているなんておかしい！**」と言われたことがあります。でも、企業にも官庁にも、看護部のように巨大な組織内の部門はない……その分、看護部には一定の配慮もなされているのです。看護部には、巨大部門としてしっかり協力してもらわないと……。「働き方改革法」に対応しようと思っても、看護部に敵対的に来られると、私たちもつらいです。どうしたらいいのでしょうか？

A

誠実に取り組んでいるお二人からの相談です。立場の違いによる難しさも伝わってきますが、お互いの立場を尊重していれば大丈夫。看護―人事の連携に役立ててもらえるように、対策の流れを紹介します。

人事部的重要テーマ――超過勤務対策と有給休暇取得

❖働き方改革法の〝一般的な〟ポイント

２０１８年4月に全国の事業所に配布された厚生労働省の文書で、ポイントとされた内容を紹介します。

まず、「時間外労働の上限規制～原則として月45時間年３６０時間が上限～」です。すでに、健康被害を防ぐために、単月で80時間を超える時間外労働を行った人の健康診断を行う、といったルールが現場に定着しています。ですから、看護部の皆さんには「雇っている側（上司）が超過勤務を命じる」という原則を理解したうえで、超過勤務対策への協力をお願いします。

次に、「年次有給休暇の確実な取得」です。事実上、年５日以上の有給休暇取得が義務づけられました。５日未満が罰金設定ということが大きな話題になっていますが、それは少し甘いのかもしれません。**法律で罰則を規定した以上、5日というのは最低限にすぎない、目標は5日ではなく20日取れるのが当たり前という環境整備**だろうと思います。看護部に対して、仕事量の調整や業務の効率化を求めるといった現場任せの対策では不十分であり、これまで、あまりにギリギリの体制で運営していた職場では増員は避けられないと思います。中長期的な視点で経営的にも覚悟を固めていかないと、対応できそうにありません。組織全体で有給休暇取得に取り組む流れが全国的に広がることは確実ですから、勤務管理を担当する看護管理職の皆さんの協力は重要です。

さて、大切なことに気づきましたか？ **看護部の皆さんは〝協力〟する立場、〝責任〟を負う立場ではありません**。基本的なことですが、帰れない（超過勤務）、休めない（有給休暇を取れない）を解消するのは雇う側の責任。だからこそ、罰則の対象になるのです。働く人に優しい法律なのですから、そのメリットを享受することが一番大切だと思います。そのうえで経営サイドと協力してよい職場をつくる……その大きなキッカケになるのが働き方改革法ですから、すべてを前向きに考えてほしいと思います。

❖ 記録に残らない超過勤務が増えるかも？

ちなみに、いわゆるサラリーマンの世界では、大企業を中心に、医療機関よりも早く超過勤務削減対策が進行しており、退勤時刻が一気に早まった会社も多いそうです。ところが、なかには暗い顔をする人も……。会社にいる時間は減ったものの、仕事そのものは減っていないからです。超過勤務記録が残らない、家に持ち帰る仕事が増えています。もちろん、そうした仕事も超過勤務手当の対象にするシステムはあるのですが、「手当申請をしづらい」と答える人が多いようです。

一般の会社員よりも女性比率が高いナースの場合、夫婦間の育児・家事分担比率の偏りから、持ち帰り仕事をする人がもともと多かったかもしれません。ですから、働き方改革と大騒ぎして、ナースの持ち帰りサービス勤務がますます増えるような流れをつくらないこと……これは、私が自分自身を戒めている重要なテーマでもあります。

❖月45時間までの超過勤務なら大丈夫……ではない！

上限が月45時間だからといって「1カ月20日出勤、1日2時間くらいまでの超過勤務なら大丈夫かな?」などと思ってはいけません。法律が規定するのは最低限ですから、上限45時間を意識するのは看護部長さんだけで十分、現場の皆さんは「定時退勤が当たり前」という認識をもつべきです。

その考え方からすると、定時後に業務研修を実施して超過勤務として支払うというやり方もどうなのでしょうか？　ただ、研修を定時内に行おうと思えば働いている人数が絶対的に足りないわけで、これは看護部だけではなく病院全体の問題として方向性を固めていく必要がありそうです。

その一方、働き方改革法の理念に沿って、是非もなく〝絶対〟ということがあります。それは「健康管理上、夜勤明けの超過勤務は最悪」というスタンスで臨むことです。月45時間の超過勤務などを気にする以前に、最低限やるべきことと思ってください。もし、夜勤者が1時間以上超過勤務するような習慣が残っていたら、法律以前の深刻な問題です。**日勤と夜勤を分けて対策することは、看護部の超過勤務対策においては必須**……働き方改革法に関係なく徹底した取り組みをお願いします。

❖年次有給休暇取得は簡単に

さて、続いて有給休暇ですが、超過勤務対策が機能すれば有給休暇も取れるものです。超過勤務対策を後回しにして有給休暇対策ばかり……みたいなことでは困ります。働き方改革法によって、全国の医療機関が有給休暇5日取得に真剣に取り組みます。看護部の皆さんは、**有給休暇取得によって施設基準の要員を満たせないという実態があれば、その報告を速やかに行う、**こうした姿勢で十分です。

罰則を伴うだけに、業種を問わず、有給休暇取得を進めるためのゆとり人員配置の流れが生まれるものと予想します。ゆとり人員の配置は経営者の責務、看護部の皆さんが頑張りすぎると、追加配置される人員が最小限になってしまうかもしれません。法律がゆとり人員配置を後押ししてくれるなんて大変な幸運なのですから、すべては現場で奮闘している皆さんのため、看護管理職の皆さんは、少しくらいしたたかに立ち回ってよい場面かも……ズルイ人事担当者から内緒のアドバイスです。

看護部的重要テーマ①勤務間インターバルと12時間夜勤

❖注目すべきは勤務間インターバル制度

これは、看護部の皆さんにとって、20年続いた悩みが解消するといっても大げさではないくらいのテーマです。強烈な追い風にも向かい風にもなるものですが、この本らしく、現場の悩みを吹き飛ばせるように明るいシナリオをお伝えしたいと思います。

労働局から各事業所に届いた「働き方改革関連法の重点ポイント」の中で、医療機関の私たちが特に目を引かれたのは、有給休暇や超過勤務ではなく「勤務間インターバル制度の導入（努力義務）」でした。その理由は、全国の看護部がＷＬＢ推進に取り組んだこれまでの20年を思い起こしてもらうとわかります。

❖ WLBの浸透と夜勤者不足

国の政策に沿って育児と仕事の両立が社会的なテーマとなって、看護労働の領域でも、日本看護協会を中心にWLB普及推進事業が強力に展開されたことは、皆さんご存知のとおりです。その結果、たとえば子育てを行うナースは、育児休業や育児短時間勤務といった法令が保障する権利を普通に行使できるようになりました。なかでも、看護の現場に最も大きな影響を及ぼしたのは、夜勤免除の権利保護を徹底したことだったと思います。おかげで、それまでは夜勤ができなくて辞めざるを得なかったナースも働き続けられるようになりました。

ただ、その一方で、WLBの推進は看護の現場に深刻な問題をもたらすことに……。【PART2】で詳しく触れましたが、配置されるナースの人数が増えたわけでもないのに、夜勤免除されるナースだけが増えたものですから、全国の看護部で深刻な夜勤者不足問題が発生してしまったのです。

❖ 法規制のすき間を縫うような対応で乗り切ることも

患者さんがいるのですから、どんなに夜勤要員が不足しようとも、看護部は夜勤配置をやめることはできません。経営（人件費）のことを考えると、採用するナースの人数を安易に増や

夜勤者不足を乗り切る「夜勤専従」と「16時間夜勤」

	内容（例）	摘要事項
夜勤専従	出勤日数のすべてが夜勤なので、夜勤者不足に即効性がある。	•法令に違反しているわけではなく夜勤者不足対策として機能する •3交代制勤務と比較して、勤務形態がシンプルになるので管理しやすい
16時間夜勤	日勤・準夜勤（夕方〜深夜）・深夜勤（深夜〜翌朝）という3交代制勤務の場合、準夜・深夜を連続勤務すれば一度に2回分の夜勤を担当することになる。ナース1人当たりの夜勤回数を増やしやすく、夜勤者不足に効果がある。	

すこともできません。必死に考えた結果、医療現場では、法令に違反しない範囲で、いくつかの即効性のある対策を講じます。代表的なものが「夜勤専従」と「16時間夜勤」です。

実は、私自身も夜勤専従を検討したことがあります。さらに、16時間夜勤については、看護部と協議したうえで、実際に採用してきました。たとえば、シングルマザー（ファーザー）が夜勤をするようなケースでは、特定曜日に16時間夜勤をするほうが家庭生活と両立しやすく、心身のバランスがよい、といった状況があったからです。本書を執筆する人事担当者としては失格かもしれませんが、法令を基準にしてギリギリの選択を迫られることが現場にはある、というほかありません。ですから、私もこうした対策について、すべてを否定するつもりはないのですが、働く人たちの健康を考えるとき、夜勤専従や16時間夜勤は裏ワザ、あくまで限られた状況でのみ選択すべきであって、メインの人事施策にはなり得ないことを自覚しておく必要があります。

ところが、配置する職員数を増やすことなく夜勤者不足の問題にも何とか対応できるものですから、夜勤専従と16時間夜勤は、全国にジワジワと広がりをみせます。**WLBで日勤専従の人が増える一方で、夜勤専従に近い人も増え続けるという異常事態**が発生してしまったのです。

❖育児短時間制度の影で24時間連続勤務？

そして、ナースのWLB推進がもたらしたもう一つの問題は、育児短時間勤務で退勤時刻が早まる人が増えたために夕方に人手不足が発生して、必然的に残ったナースの超過勤務が増加したことです。そして、ここからが深刻なのですが、たとえば「逆循環（日勤の翌日に深夜勤というシステム）」を残している病院では、朝8時30分から「日勤」がスタート→定時退勤時刻17時30分に仕事が終わらず20時くらいまで超過勤務→家に帰って休む間もなく24時30分からの「深夜勤」→朝9時の終業時刻にも帰れなくて10時退勤……。

育児短時間勤務の増加が夕方の要員不足を招き、その結果、日勤と深夜勤がつながってしまったため、実質24時間連続勤務のような事態が発生することさえ、珍しくなくなったのです。

「勤務間インターバル」の概要

【厚生労働省資料】 「働き方改革～一億総活躍社会の実現に向けて～」より（労働時間法制の見直し）	1日の勤務終了後、翌日の出勤までの間に一定時間以上の休息（インターバル）を確保 ⇒休息は11時間以上
【日本看護協会資料】 「看護職の夜勤負担に関する調査研究報告会提言」（2018年9月13日）より	1日24時間を単位として、勤務間インターバル11時間を確保すると、1日の勤務時間の上限は13時間

❖ 働き方改革法で安全を守る

夜勤者不足や夕方の勤務者不足が深刻な課題として登場し、これを乗り切るために、変則的な対策が特効薬のように認識されて全国に広がりました。命を預かる医療の現場で過酷な勤務実態が当たり前になり、子育てをしていない若手や中堅ナースが次々につぶれていきます。育児の権利を保障するために、周囲のナースの健康・安全を犠牲にするWLBなどあり得ないのですから、「働き方改革法」という強制力をもって医療現場の安全を守るという流れが生まれた……これが、現場の人事担当者である私が認識する「働き方改革法――勤務間インターバル」の意義です。

勤務間インターバルをしっかりと確保すれば健康リスクが軽減されることは、客観的に証明されているそうです。法令は2019年4月からの努

勤務の「正循環」と「逆循環」

正循環	• 初日は日勤（朝出勤）→2日目は準夜勤（夕方出勤）→3日目は公休→4日目は深夜勤（深夜出勤）のように、始業時刻が後ろ倒しになる • 初日と2日目、2日目と公休を挟んだ4日目の勤務間インターバルは約24時間となり、**勤務間の休息時間は確実に長く確保される**
逆循環	• 初日は日勤（朝出勤）→2日目は深夜勤（深夜出勤）、あるいは初日は準夜勤（夕方出勤）→2日目は日勤のように、始業時刻が前倒しになる • 勤務間の休息時間は正循環と比較して相当に短い

力義務と規定していますから、すべての医療現場で勤務間インターバルに取り組む流れが強まるはずです。ですから、ナースの皆さんには勤務間インターバルについて、有給休暇取得や残業対策以上の重要テーマと認識してほしいところです。何といっても、事務部門や診療部門などは、勤務間インターバルの当事者ではありません。該当するのは交代制勤務を行っている部門、特に看護部なのです。

❖ 勤務間インターバルを遵守するには

現場を預かる看護管理職の皆さんは、勤務間インターバルによって2つの勤務管理手法がアウトになることに気づいたはずです。一つは日勤→翌日深夜勤という「逆循環勤務」。逆循環において、勤務と勤務の間の休息時間は、法が規定する11時

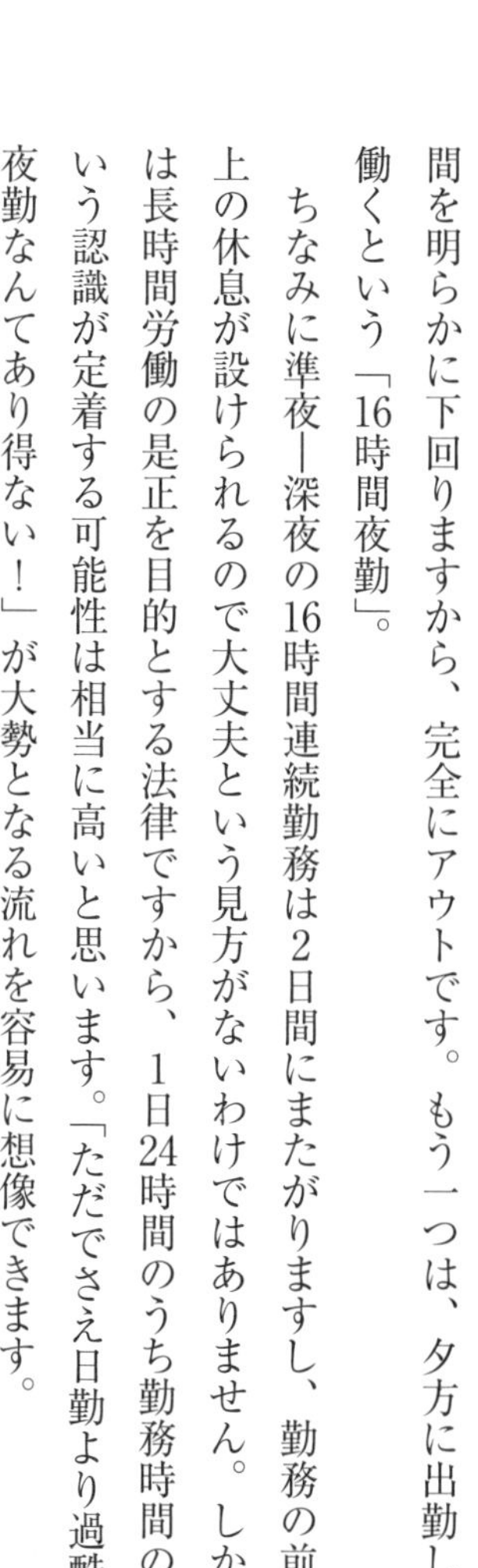

間を明らかに下回りますから、完全にアウトです。もう一つは、夕方に出勤して翌日の朝まで働くという「16時間夜勤」。

ちなみに準夜―深夜の16時間連続勤務は2日間にまたがりますし、勤務の前後には11時間以上の休息が設けられるので大丈夫という見方がないわけではありません。しかし、働き方改革は長時間労働の是正を目的とする法律ですから、1日24時間のうち勤務時間の上限が13時間という認識が定着する可能性は相当に高いと思います。「ただでさえ日勤より過酷なのに、16時間夜勤なんてあり得ない！」が大勢となる流れを容易に想像できます。

今、全国で16時間夜勤を採用している看護部が5割を優に超えるそうです。「よその病院もそうだから大丈夫！」などとのんきに構えていると、勤務環境改善の流れに取り残されて「ひどい職場環境の病院」というレッテルを貼られてしまうかもしれません。

▼▼▼著者からひと言

16時間夜勤への問題指摘にもかかわらず、労働者の安全を優先して、例外的取り扱いが行われるケースもあります。たとえば、豪雪地帯等で冬に夜間の出退勤が危険というケースです。私の実家（兵庫県・新温泉町）も、北日本ほどではありませんが1m以上の積雪となることがあり（本当に近畿地方の兵庫県なのか……といわれます）、夜になると路面が凍ったうえに風雪で前が見えなくなって、車での移動に恐怖を感じたことがあります。法律の影響で16時間夜勤に厳しい目が注がれるとはいっても、地域状況によっては例外もあります。法律より命が大切です。

❖勤務間インターバルの条件を満たすために――3交代正循環

それでは、勤務間インターバルの条件を満たす勤務管理とは、どのようなものでしょうか。代表的なのは3交代正循環です。たとえば、月曜日から順番に「深夜勤→日勤→準夜勤→公休→深夜勤」のように勤務表を組むと、勤務時間13時間以内、休息11時間以上という勤務間インターバルの条件を完璧に満たすことができます。ナースの皆さんの健康が守られることとなります。

一方で、現場の皆さんから大きな不満が上がることも確実です。3交代正循環では、深夜勤の前日は原則として公休（または深夜勤）になってしまうからです。「深夜勤のことを考えると、せっかくの公休を暗い気持ちで過ごすことになり、夕方頃から頭は仕事のことでいっぱい。精神衛生上、最悪」という言葉をたくさんの人から聞かされました。

ただ、健康あってこその仕事ですから、この悩みへの対応にはのちほど触れることにして、ここでは、仮に3交代正循環を唯一の選択肢にした場合、確実に発生することになる深刻な事態について言及します。ＷＬＢへの取り組みを無理やり推し進めようとするあまり、夜勤免除をはじめとする権利を保障された人々の陰で、権利のない中堅や若手が次々につぶれる事態は、３交代正循環においても起こり得る……しかも、さらに深刻になり得るということです。

❖ ギリギリの状態で裏ワザが禁じられると……

ＷＬＢの取り組みが急速に広がった10年前を振り返ってみます。もともと、３交代正循環による勤務管理では深刻な夜勤者不足を解消できないので、16時間夜勤や夜勤専従といった裏ワザが登場したのではないでしょうか。今は、その頃と比較して、夜勤免除や短時間勤務といった権利を行使する人が格段に増えているので、さらに難しい状況を招く可能性があるのです。

実際のところ、**16時間夜勤や夜勤専従といった裏ワザを使っても夜勤者不足を解消できず、今も何とかギリギリの状態でしのいでいる病院が全国にはたくさん存在するという厳しい現実**があります。「勤務間インターバル＝法令」によって、遂に裏ワザが禁じ手になってしまうと、深刻すぎる夜勤者不足に今度はどのように対応すればよいのか……。現場の正直な気持ちは、「目の前に患者さんがいるんです。キレイごとを言うのなら、解決方法も一緒に示してほしい！」というところかもしれません。16時間夜勤や夜勤専従といった裏ワザではなく、新たに、どのような病院でも実施できるような〝安全なシステム〟を示さない限り、勤務間インターバルは実現できない。今よりもひどいことになるかもしれないのです。

❖浸透しつつある対応モデル——12時間夜勤＋12時間日勤

さて、ここまで危機感をあおるような説明をしてきましたが、もちろん勤務間インターバルに対応するための動きは、数年前から始まっています。その中でも「12時間夜勤＋12時間日勤」は広く知られているところです。

まず、夜勤は12時間、夜21時くらいに出勤して朝9時まで働きます。16時間夜勤ほど疲れませんし、3交代の8時間夜勤より出勤回数が少なくて済みます。深夜勤務の前が公休で現場に大変な不評、という3交代正循環の悩みについても、12時間夜勤では休みも増えますから、何とか受け入れてもらえそうです。すでに12時間夜勤を採用した病院では、現場の皆さんに定着しつつあるとも聞きます。

次に、夜勤開始が21時となれば、従来は準夜勤務が担っていた17～21時に欠員が発生します。そこを12時間日勤で対応するというシステムが普及しています。この12時間日勤、別名〝長日勤〟と呼ばれていて、現場では総じて不評のようです。理由ははっきりとしています。一つは、午前と夕方という、病棟にとって特に忙しい時間帯が2つ含まれていて、過酷なのです。私は、ある県で大学病院の看護部長さんに「せめて出勤時刻を12時くらいにして、〝長日勤〟という過酷な勤務を回避できないものですか?」と尋ねたことがあります。回答は、「もともと配置されている人数が少ないので、午前の要員が不足してしまいます。危機回避を優先せざるを得ないため、長日勤で耐えてもらうしかないんです」でした。現場としては致し方ないのかもしれません。

もう一つの不満は、プロローグで紹介した【Q03】のように、準夜勤務帯に働いているのに〝長日勤〟には手当が出ていないケースが珍しくないということです。22時前に退勤するのだから深夜勤務ではない、夜勤手当の対象とするのはどうなのか、という判断のようです。

このようにいくつかの課題はあるのですが、3交代正循環以外にも勤務間インターバルへの対応方法があると知られてきたことで、道は開けつつあります。そして、こうした先行病院が試行錯誤した貴重な情報を活かして、さらに効果的なシステムを検討する流れが生まれています。

❖「勤務間インターバル+正循環」に対応する新たなモデル

全国的に数は少ないかもしれませんが、WLBの取り組みを進めながら夜勤要員を確保し、WLBの権利を使う人と使わない人の権利調整という難しい問題をクリアしてきた病院も存在します。ただ、そうした病院では、きめ細かく柔軟な勤務管理を行ってきた分、トップダウンによって新しい人事システムを一気に導入するような手法には、慎重になることもあったようです。ところが、今回は働き方改革という法令です。法令である以上、現場がトップダウンを受け入れやすく、思い切ってやれる環境が生まれました。このように、今回の働き方改革法を好機ととらえている病院から、**強力な「勤務間インターバルモデル」が出る**可能性が高い……いや、もう出ているかもしれません。

私は、前段で紹介した「12時間夜勤＋12時間日勤」の改良モデルこそ、当面の成功モデルになるのではと考えています。表は、看護─人事協働でつくり上げる夜勤のモデル事例です。

❖成功させるためのポイント

このモデルが成功するかどうかは、新たに採用する8時間準夜勤にかかっているのですが、その成否は看護─人事協働が握っています。最も効果的な対策は、22時前に勤務終了する新しい準夜勤に対して、従来より低額でもよいので、きちんと手当を支給することです。コンビニエンスストアや工場での深夜労働をイメージしながらナースの夜勤に着目すると、専門性も、難度も、責任も、日中と比較してはるかに高いレベルの役割を要求される過酷な勤務であることに、皆さんが同意されると思います。**夜勤手当は深夜割増賃金ではなく、医療専門職の難度の高い勤務への手当**という指針を確立することで、22時前に終了する勤務に夜勤手当を支給す

「12時間夜勤＋12時間日勤」の改良モデル
――「12時間深夜勤＋8時間新準夜勤」

勤務形態	着目点
12時間深夜勤 （例）21：00～9：00	•8時間夜勤から時間延長する分、身体負荷が増すが、出勤回数が少なくなる分、身体負荷は減る •16時間夜勤は無理でも、12時間夜勤ならできるという人がいる •3交代正循環と比べて出勤回数の少ない勤務管理を行うことになり、柔軟な勤務表編成が可能になる
8時間新準夜勤 （例）12：30～21：30	•12時間の長日勤と比較して、身体負荷が減る •日勤遅番などではなく、しっかり夜勤と位置づける •従来の24時頃までの準夜勤は無理でも、これならできるという人がいる

ることができます。

この判断について、現実には、各病院で対応が分かれるところだと思います。ただ、WLBで成功している病院の多くは、ナースの夜勤を高度な労働としてリスペクトしてきましたから、この手当を支給する経営的な意義を認識しているはずです。組織戦略として、どちらが勝者となるのかは、歴然ではないでしょうか。なお、「手当を支給したくても、公的機関で手続きが難しくて……」という医療機関もあるはずですが、そうした中で可能な方法を探った事例も、すでに登場しています。たとえば、8時間から12時間へと時間延長した深夜勤務に配置人数を1名増やす対策を検討している看護部がありました。新しい準夜手当を支給できない分、深夜の増員配置によって現場のナースを支えようとする考え方です。

今後数年は、勤務間インターバル制度導入の過渡期となり、全国の病院でさまざまなアイデアが試されると思うのですが、私が言いたいのは1つだけ、何でもいいので、現場目線で優しい提案を盛り込んでおくことです。「手当はカット、仕事は過酷……うちの病院は冷たい」と思われる病院の一方で、「今がチャンス」とばかりに動く優しい病院があるのです。組織戦略の差が明確に現れることになります。

❖ 勤務間インターバルを重視する本当の理由

勤務間インターバルがきっかけとなって、紹介したような「12時間深夜勤＋22時前に終了する準夜勤」モデルが定着すれば、長く全国の病院を悩ませてきた、ＷＬＢと夜勤の問題が一気に解決する可能性があります。そのためにも、**22時前に終了する〝新準夜勤務モデル〟が重要**です。12時間長日勤を排除したり夜勤手当支給を提案したりしているのも、この勤務の定着がすべてのカギを握っていると考えているからです。

〝新準夜勤務モデル〟が定着すれば、**育児世代や55歳以上、さらに60歳以上の大ベテランでも頑張れるナースが増える**はずです。24時までの準夜勤務は無理でも、21時くらいまでなら大丈夫という人は確実に存在するからです。勤務形態を緩やかにステップアップさせたり、緩やかにステップダウンさせたり、夜勤者も増えるうえにナースには優しいシステムといえます。

永く働き続けられるナースが増えるでしょうから、現場の配置人数にゆとりが出て、正循環にも簡単に対応できるかもしれません。さらに、経営サイドの**少し意地悪なメリットとして、深夜帯の前に勤務終了するので、法令上、夜勤免除されているナースにも勤務を要請できる**（実際に要請するかどうかは別問題ですが）かもしれません。

看護部的重要テーマ②契約職員や定年延長者の処遇改善

私は、本書の中で、今から書くテーマが最も重要と考えています。怒りの相談メールも、とても切実なものが届いています。共感する人も多いはずです。

Q20 これまで黙ってましたけど……定年ってどうなんでしょう？

（相談者：主力の引退危機を心配する看護部長の村松さん）

うちの病院はナースの採用に苦労していて、55歳以上の大ベテランが病棟の勤務を支えています。このままだと**1～2年で相当数の主力が60歳の定年に達**します。定年後の再雇用によって65歳までは働けるのですが、給与もボーナスも新たに低額に設定されるので、まだまだ頑張れそうな人でも、残留してくれるのは3人に1人いればいいほうです。師長も役職を外れるルールですから、一スタッフに戻って周りに気を遣われるのが嫌だと辞めていく人が半数を超えます。
若い人をどんどん採用できた頃は、それでもよかったのかもしれないですが、普通に頑張れる人を辞めさせるなんて……。何とかなりませんか？

Q21 これまで黙ってましたけど……頑張っている人の報酬が低いなんて、おかしくないですか？

（相談者：県の対応に憤る看護師長の早田さん）

私の担当する病棟には、**働かない正職員と働いてくれる臨時職員（有期契約）がいて、ものすごくフラストレーションがたまっています。**

毎年、続々と育児休業から復帰してくるスタッフ。彼女たちが頑張ってくれたらいいのですが、なかには権利主張だけが目立つ人もいて、手を焼いています。看護部長に相談しても、「それを何とかするのが師長でしょ」って……頭にきます。私にとって救いは、働かないスタッフの穴を埋めてくれる献身的なスタッフ優子さんの存在です。とにかく一生懸命頑張ってくれるので、患者さんやご家族からは頼りにされているんです。

ところが、優子さんは1年ごとの契約で、とても低い給料なのだそうです。権利ばかり主張して働かない職員のほうがいい給料で、本当に頑張ってくれている人の給料が安いなんて、ひどすぎます。看護部長に文句を言いに行ったら「病院のルールだから仕方ないでしょ」で片づけられました。こんなことでいいんでしょうか？

A

2020年4月、働き方改革法によって、まずは大企業に対して**「雇用形態に関わらない公正な待遇の確保」が義務づけられて、正規雇用と非正規雇用の不合理な待遇差が禁止**されました。翌年は、その他の企業にも適用されますから、村松看護部長の定年に対する疑問、早田師長の1年契約者への不当な処遇に対する怒りに、〝きちんと対応〟できるような医療機関が増えていくと思います。

それでは、〝きちんと対応〟できると、どのようなことになるのか、ものすごく大切なことだと思うので、全力で説明します。

❖ひどい「不公平」がスルーされてきた現実

日本看護協会の仕事をする中で、不思議に思ってきたことがあります。それは「公平」を大切にするナースの皆さんが、ひどい「不公平」に耐えているということ。ナースの雇用契約は、一般企業と比較して不公平があふれているように思います。

たとえば「子育て中のナースに代わって、たくさんの夜勤回数を頑張っている人に報いがないのは不公平だ！」という主張をよく聞きます。ところが、次のような悪質な不公平をとがめる主張をあまり聞かないのです。それは、**1年契約や定年延長といった雇用契約によって、ボーナスも基本給も低い金額に抑えられているという「不公平」**です。もちろん、私も現場の人間ですから、ナースの皆さんが心の中で「不公平だ！」と怒っていることは承知しています。ただ、看護部全体が烈火激烈となっていいくらいの「不公平」なのに、割と大人しくしていることに「?」と感じていたのです。

❖働き方改革法の最重要ポイント……「不公平」が消える?

働き方改革法の中で最も重要な点は、そんなひどい「不公平」を是正する流れができたことかもしれません。これまでに紹介した「勤務間インターバル」や「超過勤務削減」のように、看護部だけの責任で取り組めるわけではないと思います。逆にいえば、所属組織の「不公平」に対して、これから看護部は鬼のような厳しさで臨めるようになるのです。法律が「雇用形態に関わらない公正な待遇の確保」を明記したことには、それくらいのインパクトがあります。

「人件費の関係で正職員を増やせない。いずれ育休から復帰するのだから、それまでは契約職員や定年延長者でしのいでほしい」などと、経営サイドからお願いされた看護管理職もいるはずです。ただ、そのお願いに隠されているのは「**契約職員や定年延長者は、基本給もボーナスも低い金額にできるから人件費が大きく増えない**」というホンネです。働き方改革法は、そんなひどいシステムに鉄槌を下すのです。

普通に考えてみてください。同じ仕事をしているのに給与を低くされるなんて、おかしくないですか？　これは〝公平・不公平〟という話ではなく、生活がかかっていることを踏まえて法律が人権保護レベルの視点でルールを示したということです。

❖そろそろ定年の壁を突破しませんか？

もう少し具体的にイメージできるように、私たちの社会で当たり前のように受け入れられてきた〝定年〟を例に、働き方改革法が及ぼす影響について掘り下げてみます。

私が各県でナースの皆さんの人事管理にかかわるようになって10年近くになります。WLBがキッカケでしたから、ほとんどが育児対策だったのですが、ここ2～3年で急激な変化がみられます。ベテランに関する相談が増えたのです。

全国には、若い世代のスタッフ採用で苦戦する一方で、主力の高齢化が進行し「60歳に達する人が増えてくる、どうしよう……」と悩む看護部がたくさんあります。とても深刻にとらえる人が多いのですが、目の前の危機を脱して本気で対策する覚悟があるのなら、確実な方法があります。主力が高齢化して、50歳以上のナースがチームを支えているのであれば、その人たちを大切にすることが当面の危機回避になります。60歳で定年→再雇用→報酬ダウンという、貴重な戦力の離職を促すようなルールを改めればいいだけの話です。**育児世代の支援や若手のサポートもいいですが、60歳以降も頑張れる人を大切にすることだって立派なWLB**なのですから、そろそろ覚悟を固めて取り組んでみませんか?

❖定年を一律適用しないと経営が大変という主張……本当ですか?

「そんな甘いことを言ってどうするんですか。ベテランは給料も高くなっているのだから、定年再雇用等で給与を抑えるようにしないと、人件費負担が大変ですよ!」と、ある県で経理担当者から厳しい指摘を受けました。でも、本当にそうですか? 定年60歳+再契約で65歳まで雇用延長という割とよくあるケースで考えてみます。ちょっと極端ですが、もともとの年収が600万円、再雇用で年収300万円だとしたら大幅な経費節減なのかどうか。その計算は、逆に甘いかもしれないです。

第一に、**年収が大幅に下がって回復する見込みがないのに、専門職としてパフォーマンスが落ちなかった人をほとんど見たことがありません。**「それでも、患者さんのためにプライドをもって頑張るのがナースの務めだ」という人に遭遇することはあります。ただ、職場は「ナースの鑑」みたいな人だけではありません。まるで引退を求めているかのような対応に、頑張る気持ちが萎えてしまう……これが普通の反応です。経営サイドとして300万円節約したのは事実ですが、士気の低下した人のために300万円支払っているという見方もできます。シビアに考えると、効率が悪い経費といえなくもありません。

第二に、気持ちが萎えるのは、定年後に再雇用された当事者だけではないということです。これが、机上の計算だけで人件費を考える際の盲点となります。現場で働く人に聞いたらすぐに気づく簡単な話です。**60歳で実質引退と思ったら、50歳、いえ45歳くらいから将来の不安**が出始めます。さらに、55歳になると残り5年…もう不安だらけです。住宅ローンも子育てのお金も必要で、何より自身の60歳以降の生活が心配になる、安心感が薄れれば仕事を頑張ろうとする気持ちも薄れる……当たり前の話です。300万円を節約した陰で主力世代の元気がなくなるとしたら、目先の経営指標には現れませんが、とんでもない経営リスクです。

第三に、ナースは依然として売り手優位の労働市場（就職したい人＝売り手が優位という意味です）だということです。競合する周囲の病院より一歩進んだ対応をするくらいでないと、人材獲得競争に勝てるとは思えません。それは現場の皆さんが一番よくわかっているはずです。たとえば、頑張る人は年齢に関係なく昇給できる、60歳以降の7割くらいの人は正職員、あるいは短時間正職員（週休3日制など）として活躍し続けられるとわかれば、ベテランの多くが希望をもって頑張るようになります。有名な漫画の名言を借りれば、「人件費は算数じゃない！」。

士気の低下した安い給与の人を抱えるよりも、高い給与でも士気の高い人を増やしたほうがいい。どちらがフェアで、どちらが強力な人件費管理なのか、冷静に考えてほしいところです。

❖最後のハードルは看護部長

さて、この取り組みの絶対条件、それは、頑張れる人には昇給を継続する一方で、難しい人には……という判断をしっかりと行うことです。キレイごとで済むはずもなく、看護―人事の協働が求められます。そのためにも、日常の評価査定の段階から、**みんな一律なことが「公平」なのではなく、頑張る人は頑張らない人より普通に得をすることが本当の「公平」だという認識**を徹底することが大切です。

なお、この提案の最後のハードルは、意外にも看護部長級の方々です。この話、これまでにたくさんの人にお伝えしてきましたが、ほぼすべての看護部長さんが「そのとおり。すごく納得できる」と言うものの、自院で実際に取り組んで成功したという話をなかなか耳にしません。週休3日制とか夜勤回数調整とか、複雑で難度の高いテーマには積極的なのにどうしてなのだろう……とずっと考えてきましたが、ついに思い当たりました。看護部長の多くは50～60歳、ご自身も当事者として利益を得る可能性が高いので、主張を遠慮するのかもしれません。

でも、働き方改革法の「雇用形態に関わらない公正な待遇の確保」は施行された……時代が後戻りすることはありません。雇用形態に関係なく、同じ役割を担う人には同じ処遇という当たり前のルールですから、定年再雇用後の給与にも影響が出る可能性が高いと思います。ナースの皆さんにとっては大変なチャンスであり、法律順守の立場から堂々と主張できるテーマなのです。

もともと、終末期の患者さんへの対応や新人の育成などで、大ベテランの重要性を一番よく理解しているのは看護部長さんのはず。**次世代のナースを必ず救う大切なテーマ**ですから、自信をもって堂々と取り組んでほしいです。

▼▼▼ 著者からひと言

■人事の現場は想定以上のスピードで順応している！

・働き方改革法が規定する「同一労働同一賃金」。2020年に大企業から適用……とはいっても、経営（人件費）への影響が予想されるだけに、法律的に許される線を模索しながら、緩やかに定着するものと予想していました。

・ところが、企業の方から「定年延長者の昇給を決定した」、自治体の方からは「1年契約者全員に正職員移行試験の機会を提供」など、人事の現場は予想をはるかに上回る速度で「同一労働同一賃金」を受け入れつつあります。

・組織が支払える給与費には限りがありますから、定年延長者や1年契約者の給与を引き上げれば、代わりにどこかを調整しなければならなくなる可能性が高まります。皆さんの生活にも確実に影響するはず……全員が当事者ですから、大きな時代の変化に翻弄されないようしっかりと対応してください。

働き方改革で、定年・退職金制度が変わる？

ここでは、働き方改革法が、皆さんの雇用契約……特に給与に与える影響を予想してみます。〝定年と年金〟に関する鋭い相談メールをもとに説明していきます。

Q22 年金が不足するというニュースを見ますけど、大丈夫でしょうか？

（相談者：今年50歳になった主任ナースの織田さん）

今年も、60歳を迎えた先輩師長の残念な引退がありました。最近は、〝プラチナナース〟という言葉もありますし、まだまだ働けるのに、本当にもったいない。ただ、1つ気になることがあります。少子高齢化社会が到来して、年金財源が心配みたいな話がありますよね。年金をもらう人ばかりになって、年金を積み立てる人が少ないので、将来は大丈夫なのか……というやつです。こんなふうに**60歳でどんどん辞めてしまうような人事制度のままでは、ますます年金の心配が募るのではないか**と思うのです。ナースの働き方とは直接関係ないのかもしれませんが、定年と年金についてどう考えたらいいのでしょうか？

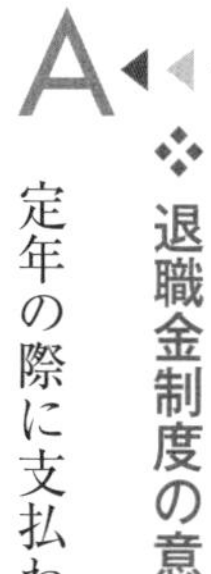

❖ 退職金制度の意義

定年の際に支払われる退職金は何のためにあるのでしょう？　「公的年金制度と同じく、定年退職後の生活を支えるため」という正統派の回答は働く皆さんの側の意義。ここで注目したいのは、雇用する側にとっての退職金制度、キレイごとではないほうの意義です。

就業規則というルールがあるとはいえ、自分の意思に関係なく適用されるのが定年退職ですから、複雑な思いで勤務最終日を迎える人は確実にいるはずです。そこで、感謝の気持ちを込めてまとまった金額の退職金で慰労する、少しでも辞める人の心に寄り添うといった役割を退職金制度は担っています。そして、もう一つの役割は、永く勤めるほど給料が上がり、最後に退職金として大きな金額を受け取れるという期待感を高めて、労働者が中途で辞めづらい組織をつくること。**退職金制度には、日本独特の年功序列制度の中で、離職防止対策として機能してきた側面**があります。

ただ、この鉄板と思われた「定年・退職金制度」に、最近ピンチの気配が漂い始めたのです。

❖ 年金と働き方改革法

ご存じのとおり、年金支給開始年齢を65歳に引き上げる国の政策は、ほぼ完了しました。さらに少子高齢化が進む中で、今後は年金支給開始年齢を70歳に引き上げていく可能性も高いとされます。同時に、深刻さを増す年金負担問題への対策として、健康な人には働き続けてもらって年金支出を抑えるのと同時に、経済の活性化に寄与してもらうための取り組みが大きな注目を集めています。

ここで大きな壁として立ちはだかるのが「定年・退職金制度」です。年金をもらう人を少しでも減らしたいのに、「定年」という年齢基準だけで頑張れる人まで辞めさせて、労働人口を減らしてしまう。また、定年を延長したとしても、再雇用という名のもとに全員一律で大きく給与を引き下げてしまうので、「それなら退職金をもらって、さらに年金ももらってゆっくりしよう」という気持ちになってしまう人が増えるのです。私は「60歳になったから、もうお金は要らない。お願いだから給料を引き下げて！」という人に出会ったことがありません……。

数十年前のように、子どもがどんどん生まれて、毎年、労働市場に若い働き手が豊富に供給されていた時代とは異なり、これから相当期間は、新しい労働者（年金財政を支える人）は少なくなる一方で、労働市場から引退して年金をもらう人が増えることになります。現在の「定年・退職金制度」が改められない限り、頑張って働き続けようという人はなかなか増えてこない気がします。

そこで働き方改革法の「同一労働同一賃金」「雇用形態に関わらない公正な待遇の確保」が出てきたのだと思います。この法律によって必然的に、定年（年齢）に関係なく同じ役割を果たしている人たちに対して、現在より高い報酬が支給される可能性が高まります。得られる報酬が満足できるものであれば、年金とのバランスを考えて、頑張り続ける人は確実に増えるでしょう。その流れが生まれたときには、いよいよ「定年・退職金制度」に大きな変化が起こることになると思います。

❖ 年功序列型「定年・退職金制度」が崩れるとき

同じ役割を担う人に、年齢に関係なく昇給・賞与査定を実施するのはフェアな取り組みですから、定年前後の世代が元気になるのはもちろんのこと、定年を控えた世代（45〜55歳くらい）の将来に対する生活不安も大きく軽減されます。

ただ、雇っている側からすれば、**定年適用で退職してもらったり、再雇用で給与費を大きく引き下げたりする場合と比較して、とても大きな人的投資を覚悟せざるを得ない**のも事実です。その結果、退職金に潤沢な資金を投じるゆとりはなくなりそうな気がします。そして、経営者や人事部門の責任者は、従来の「定年・退職金制度」を維持するのかどうか、重要な決断のときを迎えることになります。とはいえ、働き方改革法ができた以上、これは避けられない時代の流れ。さらに、働く人たちの将来を左右する大切なテーマなのですから、結論は1つしかなさそうです。

❖すべての世代の皆さんへ……定年で辞めるのが当たり前と思わないで！

これからの5年間に注目してください。おそらく、一律定年制度の見直しによって、**退職金総額をやや減らす一方で、現在定年とされる年齢以降の報酬をアップするシステムを打ち出す医療機関が増える**ことになります。なぜ、この予想に自信があるのか？　働き方改革法のこともありますが、それ以前に、この取り組みの大きな効果を私自身が実感しているからです。

約20年前、すでに健康年齢は上がり始めていて、平成の60歳は昭和の60歳と比較してはるかに元気なことは明らかでした。そこで、私の所属法人では、人事制度の年功序列部分を調整して、頑張り続ける人に応えられるような評価・処遇システムを志向しました。すると、定年という理不尽な理由で退職することなく看護の現場で貢献し続けてくれるナースが増えて職場にもよい影響が出ました。その一方で、精神的・肉体的に重い負荷への備えとして、短時間正職員や夜勤回数調整、役職任期制等で緩やかにステップダウンするルートも整備したのです。あまり聞く機会がないエピソードだと思いますが、「ＷＬＢは子育てや介護のためだけにあるのではない」事例としてとらえてみてください。

今後、ベテラン、いえ〝働き盛り〟の皆さんは、60歳・65歳を恐れることなく頑張れると思います。皆さんが、いい年（失礼ですね！）になる頃には、きっと進化した「定年・退職金制度」が登場しているはずです。

▼▼▼ 著者からひと言

■正職員の優位性や年功序列は消えるかも……。

・1年契約や定年延長、定年後の再雇用でも、しっかり働いている人には正職員と同じ処遇を行う……適切に対応できた病院では、一時的に混乱することはあっても、いずれ安定した職場環境が整ってくるはずです。

・経験年数が長いというだけで仕事を頑張れない人、正職員という立場の優位性を頼りに権利主張ばかりで献身性に欠ける人などには、厳しい人事処遇が行われる……ほぼ確実だと思います。

・ナースの評価にあたり、これまで以上に看護部の判断が重視されるはずです。覚悟しておいてください。

さて、最後に、「働き方改革法　同一労働同一賃金」がナースの皆さんの生活に与える影響を表に整理してみました。定年と退職金に着目していますが、育児世代の報酬にも必ず大きな変化が現れることになると思います。生活がかかる内容になりますから、理想論でお茶を濁すことは許されない……ホンネの中のホンネをまとめました。

働き方改革法 同一労働同一賃金で病院は……

	これまで	これから
大切にされる人	•**正職員**の立場にある人 •永く頑張ってきた人	•年齢や立場（正職員かどうか）に関係なく**誠実に頑張る人**
大切にする方法	•年功序列給⇒正職員として永く働くほど給与が上がる •退職金⇒一定の年齢で離職してもらう代わりに、まとまった金額を給付する	•実力給⇒一人ひとりの頑張りが、昇給や賞与にダイレクトに反映される •頑張れる人は、年齢に関係なくずっと昇給し続ける

［年功序列＋高額の退職金］を維持したうえで、実力給や定年後の昇給を維持する経営的なゆとりはないので……

経営サイドの選択	•頑張れない**正職員に支払われていた高額な給与費を削減**して、頑張っている人の貢献に振り分けざるを得なくなる ⇒昇給や賞与の個人差が広がる。育児中の人についても個別評価が徹底される •**定年退職のための高額な退職金を削減**して、定年延長後も頑張れる人の昇給や賞与に振り分けざるを得なくなる ⇒ベテランになっても頑張れる人と、そうでない人の格差が広がる
看護部はどうすれば？	①たとえば、育成ラダーを機能させることで、在籍する**個々のナースの専門職としての実力をきちんと把握**する ②たとえば、役職者による個人面談の結果を看護部としてまとめ、**頑張る姿勢のあるナースとそうでないナースの情報をきちんと管理**する ⇒①②の情報は、経営サイドが“正しい判断”を行うために大切な手がかりとなる

▼▼▼ 著者からひと言

■働き方改革法　同一労働同一賃金で、病院の定年・退職金はこう変わる?

・病院の収入が増えない場合、新しくお金をもらうナースがいれば、その分、お金を減らされるナースだっています。「けしからん。働き方改革法は、理不尽なやり方を正すはずだ。病院が看護部全体の人件費を増やしてみんなに分配すればいい!」は正論ですが、そんなことができる病院、あるでしょうか? また、「給与は減らせない。労働者の権利だ!」というご指摘もあるでしょうが、たしかに簡単ではないにしろ、経営者だって病院の存続がかかっていますから、〝合法的にきちんと減らしてみせる〟はずです。

・「同じ仕事をしているナースには、1年契約であろうが定年延長であろうが、正職員と同じ給与で臨む」=「正職員という立場だけに安住して頑張らないナースには粛々と臨む」……病院内で起こる軋轢を乗り切ってでも、正しい道を進もうという流れを生むのが、働き方改革法　同一労働同一賃金の最大のポイントとみています。

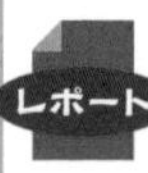

本当の公平を貫かないと職員は納得しない――有期雇用契約を武器として

働き方改革法への対応によって、現場の悩みが一気に吹き飛ぶかもしれない、ということがわかってもらえたでしょうか。ただ、具体的にどうすればいいのかとなると、話は簡単ではありません。各県で行われた研修会等で、自身の体験談をもとにお答えした内容をレポートとしてまとめました。実践で対応した際の、ありのままの考え方です。

●「公平」な処遇を貫く医療機関の考え方

私の所属法人では、着任する職員の中に有期雇用契約者（契約職員）がいます。中途採用なら大きな業務ブランク、新卒の学生なら成績面で、一抹の不安があるケースなどでは、看護部以外の部門を含めて有期雇用契約を提案しているのです。基本給・諸手当・ボーナスなどの給与条件は、無期雇用契約者（正職員）と全く同じ……。この話に多くの人が驚きます。「人件費が増えすぎて、深刻な問題になっていませんか?」と。もちろん、私としては「大丈夫」と自信をもってお答えするのですが、すると、さらに「なぜ大丈夫なの?」という質問が続きます。

●「公平」を志向するメリット、「不公平」の恐ろしさ

以前は、そうした質問に対して、きめ細かな答えを心がけていたのですが、言葉だけでは伝わりづらい

ことに気づき、最近は「有期雇用契約者に、フル査定で昇給・賞与対応するテストをまずは1人だけ適用してみてください。1年で実感できます」とお伝えしています。実際にテストした皆さんは、「公平」を志向する大きなメリットを実感しているようです。

やりがいを感じた有期雇用契約者は、必ず頑張ります。さらに周囲は、誠実な組織管理に高確率で共感しますから、チーム全体が安定します。「不公平」を廃して増加した人件費以上の経営効果を生むのです。それに、万一うまくいかなくても、厳しい話ですが、雇っている側は有期雇用契約の更新を判断できるのです。慎重に対応すれば、深刻な問題を招く可能性は低いです。

さらに大きな効果として、危機を未然に防げることに気づくはずです。同じ仕事、さらに、いい仕事をする人の給与を低くすることは、業務評価への不満などとは比べものにならない陰性感情を職場全体に生みかねません。**医療現場は高い倫理規範に支えられた職場です。正しい倫理観に基づく雇用契約より目先の人件費を大切にするような対応を行えば、必ず職員の疑念を生みます。**その先に待ち受ける大きなリスクについて、冷静に想像してほしいです。

●有期雇用契約を積極的に活用する

私は、有期雇用契約を前向きな人事戦略と認識しています。正職員としての採用に不安をもったときなどに〝保険〟(有期雇用契約)を提案することは、法律で認められた正当な権利です。そして、採用当初の心配が消え、環境が整った時点で正職員(無期雇用契約)に移行し、その比率が有期雇用契約者全体の9割を優に超えるような目標を立てたいところです。これなら、就職する皆さんも納得して有期雇用契約に応じてくれる可能性が高まります。

それでも、さらに心配症の人は「基本給も相当額に達している定年延長者は、昇給やボーナスのフル査定は無理でしょう」と指摘するかもしれません。こちらも大丈夫。定年を超えているのですから、難しくなった時点で基本給の見直しや任期満了を検討すればよい。これも、法律で認められた正当な権利なのです。

経営サイドとして「65歳での区切り（定年）を決定する人」もいれば、その一方で「75歳で契約更新をお願いする人」も普通にいる……それが本当の「公平」ということです。経営者たるもの、それくらいは涼しい顔をしてやってくれ、というのが、今回の働き方改革法の主旨なのだろうと考えています。

PART5

どんな働き方をしてもエースになれる!

——成功モデルの看護部が大切にするデータ

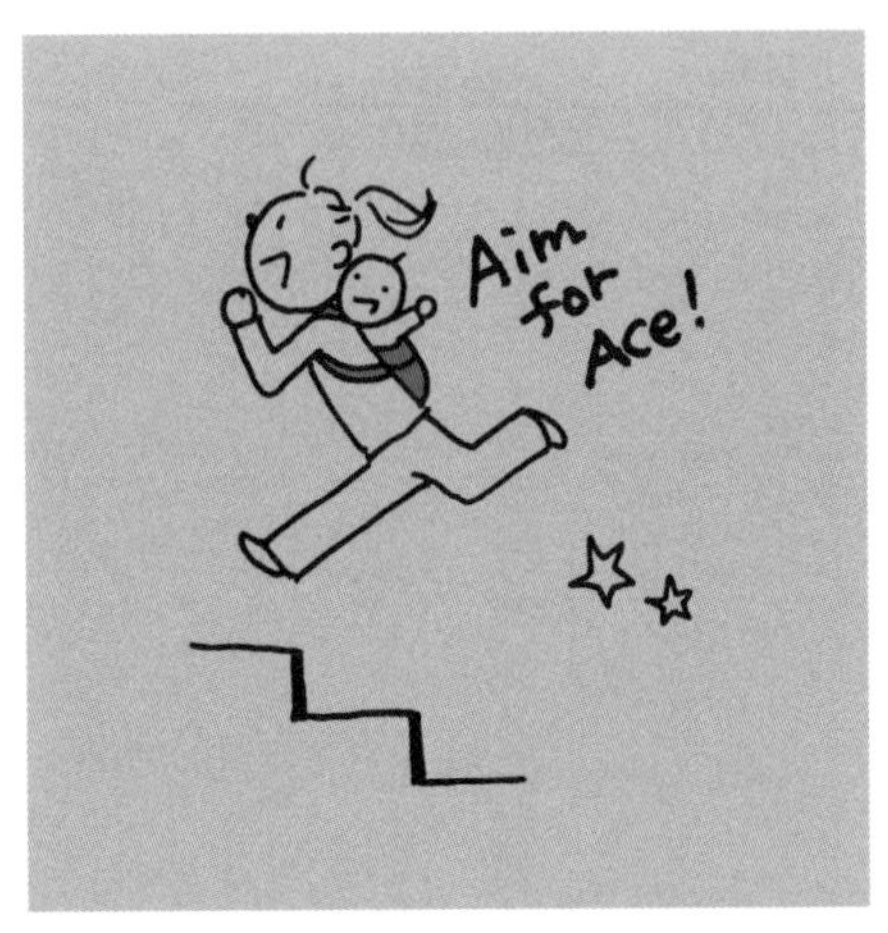

【PART5】では、再び、育休後のナースが働く職場をイメージします。【PART4】まではどちらかというと、勤務に何らかの制限が出てしまうナースをどのように看護部が受け入れるのか、といった視点でまとめてきました。安心して働いてもらいながら看護部組織全体の運営も安定させる方法です。でも、この対応だけでは不十分なのです。

多くの労働者にとって、安心して働くことも大きな目標ですが、それだけでは物足りなくなってしまうときがきます。マズローの欲求モデルで表現すると、周りからリスペクトされ、自信をもって思うがままに働くことこそが一番満足できる状態だからです。この気持ち、自分に置き換えて想像すると、はっきりわかると思います。

近年、国の政策もあって「労働力不足だから、育児中の人や60歳以上を活用しよう」というニュースが盛んに流れています。ただ、社会全体に訴える政策としては正しくても、現場で組織マネジメントを行う私たちが、この認識で臨むようになったら大問題……それは「労働力不足だから活用する」という傲慢な組織運営につながるからです。人が足りないから、その隙間を埋めてもらうのではなく、人が足りている環境であっても、勤務制限のある人たちが自信をもって活躍できる……これが私たちの目指すべきゴールです。

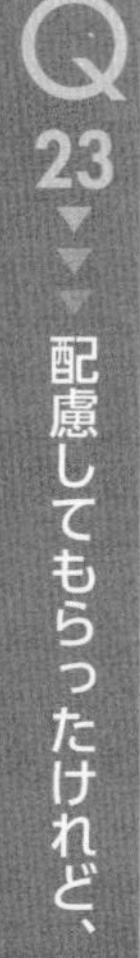

23 配慮してもらったけれど、肩身が狭いんです。

（相談者：2回目の育休から復帰した藤川ナース）

私の病院は、WLBの中でも育児支援にすごく力を入れています。育休から復帰するときはとても不安だったのですが、労働時間の短い働き方や、お休みが取りやすいきめ細かな配慮などがあって、スムーズに復帰することができました。でも、職場復帰からそろそろ1年、正直、肩身が狭いです。**自分が職場で役に立っているとは思えなくなってきたのです**。師長や主任からは「早く帰っていいよ」「休んでいいよ」と言われますが、産休前はナースとして結構自信がついてきていたのに、今ではたくさんの後輩にも追い抜かれて自信もなくなりました。独身で働き続けている同期の親友と内緒で比較したら、給料の額も2～3年分の差がついていて……。

師長さんは「私もそうだったから大丈夫。また、取り戻せるわよ」と話してくれましたが、自分はそんなに強くないし、もともとの実力もないので……。安心して働ける環境を用意してもらっているのに、とても贅沢な悩みなのでしょうが、私にとっては深刻なんです。この状態が1～2年続くと、もう追いつけないのではと悩んでいます。

マズローの欲求の5段階を
組織で働く専門職に置き換えると……

段階	マズローの欲求モデル	組織における欲求モデル
第5	自己実現	思いのままに（絶対的な自信をもって働きたい）
第4	**承認**	**尊敬・リスペクト（専門職として認められたい）**
第3	社会的	チーム・仲間（みんなに受け入れられたい）
第2	安全	安定した雇用契約（パートより安定した正社員がいい）
第1	生理的	給料（お金をもらえないと生活できない）

A◀◀◀

表は、マズローの欲求モデルを人事制度に置き換えたものです。藤川ナースは、〝受け入れられた〟けれど〝認められてはいない〟と悩んでいるのです。

この質問は、特に女性の育児支援にかかわる者にとって究極のテーマになると思いますので、私の実体験を含めてじっくりと整理していきます。

❖小暮先輩のエピソード――30年くらい前の出来事

著者略歴のとおり、私はかつて電機メーカーの系列会社で8年と3カ月働きました。時代はバブル経済絶頂期……大変な売手市場でしたし、いわゆるＩＴ企業の走りのような会社でしたから、当時としては女子大生の採用にも非常に積極的でした。会社の福利厚生制度は充実していましたので、結婚・出産した後も仕事をしている女性がたくさんいました。ナースの皆さんは「結婚・出産した後も働くなんて当たり前じゃない？」と思うかもしれませんが、当時は男女雇用機会均等法が施行されてから10年も経っておらず、男性中心の一般企業で働く女性にとって、家庭と仕事を両立することは、今とは比較にならないくらい大変でした。

そんな中、人事異動によって、私より先輩ですでに結婚していた女性社員（小暮さん）が、私たちの部門と同一フロアに配置されたことがありました。業務上の関係もありましたから、聡明な小暮先輩から私はたくさんのことを学びました。しかし、男性の先輩が昇格していく一方で、小暮先輩の立場が変わることはなく、数年後に退職されました。会社は、小暮先輩が安心して働けるような人事制度を整えていたように思いますし、小暮先輩が職場に受け入れられていたことも明らかでした。

私の中で**「女性が働き続けるためには、チームに受け入れるというだけの人事システムでは不十分であり、ましてや福利厚生の感覚では到底無理」**という認識が強く残りました。ちなみに、本当の退職理由がわからないので、全く的外れという可能性もあるのですが……（小暮さん、申し訳ありません）。

ですから、私が病院に勤めて結婚・育児も含めた働く女性の支援に携わるようになったとき、**「仕事が充実しない限り、その人の離職リスクは消えない。どんな働き方でもエースを目指せてこそ！」**を唯一絶対の指針として人事施策を展開するようになったのです。

❖ 表彰式でのエピソード

2016年に所属法人が表彰された際（44ページ参照）、ある有識者（女性）の方から伝えられた本音です。以前から知っている方ですから、私に対して容赦はありません。

「あなたのところは表彰されたけれども、育児中のナースに夜勤を促すのだから、女性に厳しい人事制度ともいえる。ただ、育児中の女性を守ろうという組織は珍しくないが、彼女たちを第一線で活躍させる、どんどん役職に就かせるところまで徹底して取り組む組織は少ない。その点で、相変わらず男社会の上から目線といえなくもないが、**育児から復帰した女性を上位層に成長させようとするあなたたちの取り組みには、本当の意味で育児中の女性へのリスペクトが感じられた**。自分も女性だから、本気かどうかはわかる！」ということでした。

最大級の誉め言葉として拝聴しました。看護部で毎年、育休からの復帰者が相当数いて、その人たちに安心して働いてもらうのは必要最小限の取り組み、普通に上位層に食い込ませるところまでやれない限り、ＷＬＢとかダイバーシティ・マネジメントのテーマは解決しないのだと思います。

エースが育つだけでは、理想モデルとしては不十分かも？

現場の看護部長さんや師長さんの間では、「育児中のナースは、日勤専従だったり短時間勤務だったり、なかなか主力として活躍してくれなくて困る」という声があります。しかし、育児中のナースだって「主力として頑張りたい」と思っています。そうやって頑張っている育児中のナースをきちんと評価・育成できるシステムがあると、主力として活躍するナースが増えて看護部組織は安定します。そうでなければ育児世代の離職が止まることはなく、30～40歳くらいまでに相当数が退職して、まるで「35歳定年？」みたいな組織になってしまいます。

次にご紹介するのは、私が一つの理想として各所で紹介してきた、育休からの復帰モデルです。ＷＬＢの取り組みで成功を収めている看護部で、主任級に昇任する際に見受けられる事例であり、これまでに紹介した「週休3日制」や「夜勤回数調整」によって、勤務形態をステップアップさせていったことがわかります。

●F看護師（30代後半）の事例　※個人情報となるため、複数事例を組み合わせて加工
2011年：育休を経て病棟復帰。短時間正職員（週休3日制）を選択
2013年：短時間正職員のまま、月2回程度の夜勤を再開
2014年：短時間正職員のまま、副主任看護師に昇任
2016年：主任看護師に昇任。フルタイム勤務に復帰

ステップアップの過程で周囲から認められて、専門職として高い評価を受けたり、専門職として成長したりといったシステムを機能させたので、今後、主任看護師から師長へと階段を駆け上がる流れまで予想できます。経営サイドは、Fさんの頑張る姿勢と能力アップの実績に応えようと、育児ブランクによる処遇の格差を埋めるような対応（飛び級で同期の先頭集団に追いつかせるような対応）をしたのかもしれません。働き方に関係なくエース級として成長できるという指針に沿った育成・評価プログラムが機能しているわけで、確かに大切なことではあるのですが……。

話を聞いてくれたほとんどの方が、「そうですよね！」と強く同意してくれたこのモデル、残念ながら、実践のうえでは「キレイごと」に留まる未完成形です。これで納得していたら、肝心な問題を解決することはできません。職場を想像すればすぐに気づくはずです。つまり、師長・主任に育つようなエース級は、ナース全体からみると、ごくわずか。ですから、その人た

ちが所属する部門のトップだけの力で支えることも可能です。極端な話、人事評価のシステムがなくてもできるのです。

ところが、育休から復帰する人は、エース級だけではありません。組織の土台を支える中堅層として、縁の下の力持ちのままキャリアを全うする人のほうがはるかに多いのです。病棟30名のうち、エース級が2～3名とすると、中堅層は20名以上かもしれません。さすがに看護管理職個人のマネジメント力だけで対応するのは難しい。エース級以外の人材をリーダー級まで育成・支援する組織の人事システムが機能しない限り、これまでと変わりないのです。

リーダーが育つモデル①育成ラダーに注目して

さて、ここで、人事評価システムを扱ったり、育成ラダーを担当したりしている皆さんに、絶対に取り組んでほしいことがあります。それは、**フルタイムと短時間といった勤務時間数、あるいは夜勤をしているかどうかなど、働き方ごとのラダー評価分類について、毎年きちんと比較・分析**するということです。このひと手間をかけるだけで、組織のダイバーシティ・マネジメントがうまくいっているのかどうか判別することができます。働き方による評価分類の差が大きい場合、緩やかな働き方をしている人の多くは、いずれ……離職リスクが高まってくることとなります。

グラフは、ダイバーシティ・マネジメントの成功モデルとされる病院の看護部における、フルタイム勤務者と短時間勤務者との育成ラダー評価（階層評価）分布状況を比較したものです。2つの円グラフに大きな差はなく、**短時間勤務者（主に育児理由による）であっても、フルタイム勤務者と同じくしっかりと育成・評価されている**様子がうかがえます。

特に注目してほしいのは、師長や主任といったいわゆるエース級だけではなく、その一つ下の階層……リーダー級にもフルタイムと短時間勤務者で大きな差がないことです。育成ラダーの面談と評価は現場の師長に委ねられているそうですから、この病院では、普通の人事マネジメントシステムとして、働き方に関係なく育成・評価を行うシステムが定着していることがわかります。

これが、現時点で考えるダイバーシティ・マネジメントのゴールです。ちなみに、この病院がもっている育成ラダー評価（階層評価）のモデルは特に変わったものではなく、ほかの病院でもよく見られるタイプのものでした。それでは、なぜここまでの成果を収められているのか？　この病院が育児中の女性に対して行った決定的な取り組みは何だったのか？　あまりにも簡単すぎることでした。これは次の【ＰＡＲＴ６】で詳しく説明します（気になる方はそちらを先に読んでください）。

短時間勤務者の評価は？

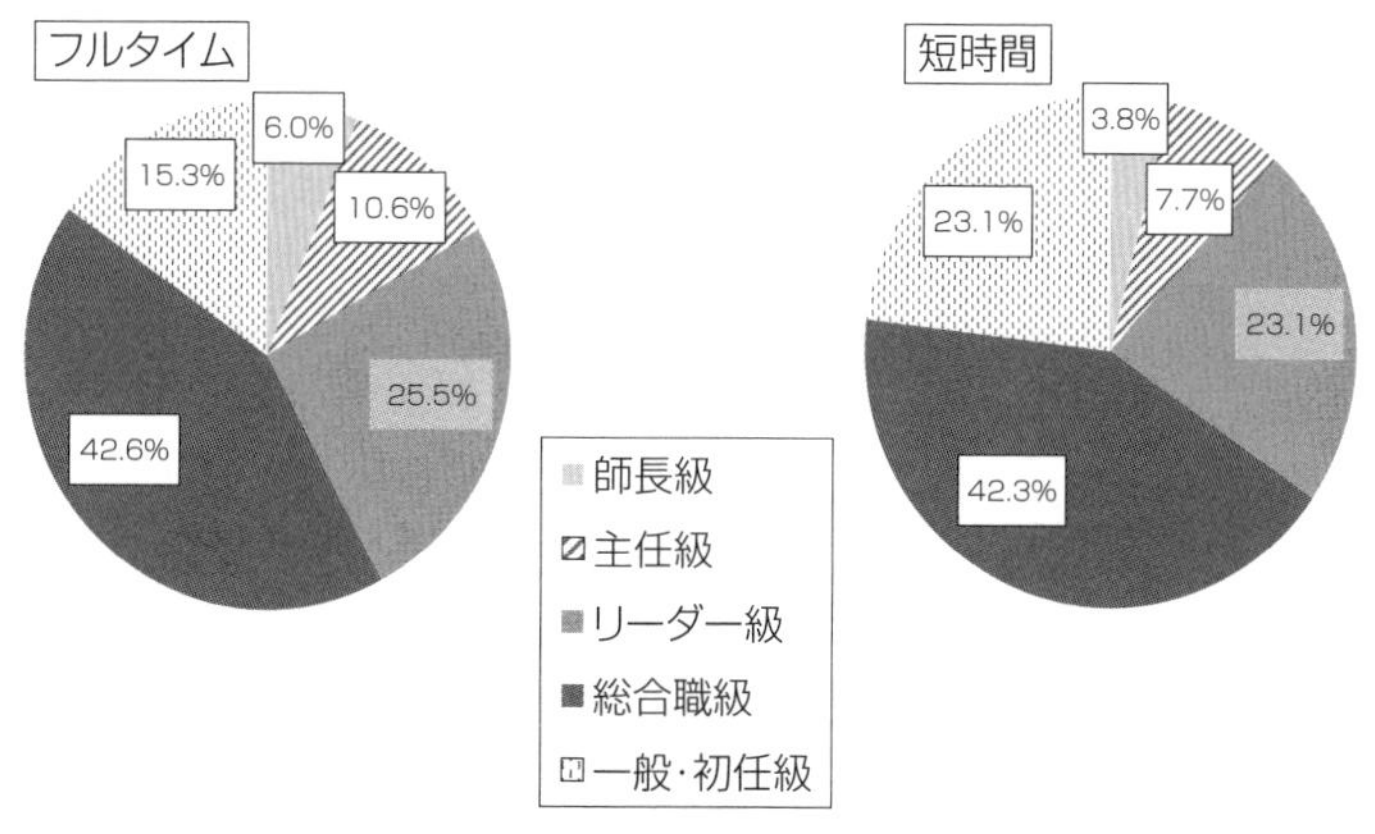

- 2つのグラフに大きな差はなく、短時間勤務者も評価されていることがわかる
- 最大のポイントは、"働き方に関係なくリーダー級として活躍できるシステム"にある

なお、一応「取り組んでほしい」と控えめに書きましたが、本音は「取り組まない選択肢はない」というくらいの気持ちです。人事評価システムや育成ラダーでは、ほとんどの医療機関で現場の管理職やスタッフに大変な負担をかけているはずです。**集まったデータをきちんと分析して活用しないのであれば、その人事制度は死んでいるのと同じ**です。「何のためにデータを集めるのか、自己満足に終わらせない」。これは、人事評価システムや育成ラダーを担当する皆さんに常に意識してもらいたいテーマです（もちろん、私自身も含みます）。

リーダーが育つモデル②トップマネジメント担当者の役割

ここまで、育休から復帰した人にエース・中堅層として活躍してもらうために、看護部だけで対応できる取り組みをまとめてみました。しかし、万全にと考えると、処遇をセットにした人事制度として確立したほうがいいに決まっています。それぞれの医療機関によって個別事情もあるでしょうし、この本は処遇制度を掘り下げるものでもありませんから、簡単にポイントだけ紹介します。

それは、いわゆる〝**飛び級**〟（デジタル大辞泉では「**成績の特に優秀である者が例外的に学年や課程を飛びこえて進級すること**」とあります）**の考え方が絶対に必要**だということです。たとえば、子どもを2人産んで産休・育休で発生した合計4年のブランクでついた評価・処遇の差を取り戻せないのであれば、その組織は、暗黙の了解で「出産＝ハンディキャップ」というマネジメントをしていることになります。厳しい表現となりましたが、トップマネジメントを担当したり、人事部門で働いたりしている皆さんに強く認識してほしいところです。

育休復帰からエースやリーダー級が育つ病院は経営的に最強

ナースの中で、在籍している組織の経営が大丈夫なのかどうか日頃から意識して働いている人は、そう多くはないと思います。それでも大事なポイントだけは押さえておくと、職場の問題に冷静に対応できたり就職先選びに迷わなかったりと、確実にメリットがあります。とても簡単なことです。

まず「支出（人件費）を抑えること」について、**主力が辞めずに育っている看護部組織が支出（人件費）コントロールでは最強**です。採用や離職防止のコスト（広告費・紹介会社への費用）がかからないのはもちろんのこと、育児世代もシステムとして支えていけるので、院内託児所さえも要らないというケースが確認されています。**最強のポイントは育成コストのロスがない**こと。育休から復帰後、みんなが役職者や中堅に成長する、自然に育ち自然に人が集まる、そんな看護部が支出面で弱いはずがないのです。

そして「収入を増やす（看護部が稼ぐ）こと」について、**主力が辞めずに育っている看護部組織が、稼ぐという点で最強です**。量的にも質的にも人にゆとりがあるから、看護部はいつでもフレッシュな状態で新しいテーマに挑むことができます。すると病院の評判もよくなり、患者さんも増えて、さらにいい人が院外から集まりやすくなります。

いい人が増えたら給与費も増える、でも収入はもっと増えるから、人権費率は下がる。こうして正のスパイラルが始まると経営的に最強です。無理をして目先の利益を確保できたとしても、医療の現場、第一線で働く人たちが「うちの病院は何か変？」と感じるようになると、将来は恐ろしい結末を迎える可能性が高くなります。苦しくても正しいルートを歩み続けるほかないと思います。だって、医療現場なのですから……高い倫理規範をもった人たちに相応しいマネジメントスタイルで臨むほかないのです。

再び年代別ピラミッド——人件費対策もエースがいてこそ

このレポートのテーマは人件費です。働き方改革法への対応の中で人件費はますます重要性を増していますから、すでに話題にしている看護部も多いはずです。表面的な数字だけで組織を運営しようとしたばかりに大きな落とし穴にはまりかねないケースに注目します。リスク回避に役立つとよいのですが……。

●人件費率を重視せざるを得なくなる

右肩上がりだった診療報酬の伸びが止まり、一方でＷＬＢの名のもとに働く人の権利が強くいわれるようになった2005年頃からでしょうか？　人件費率（収入に対する人件費の割合）の話が、看護の現場でも意識されるようになりました。収入が伸び悩む中、多くの医療機関にとって一番大きな経費が働く人の給与なのですから、人件費率に注目するのは当たり前のことです。そして、今度は働き方改革がスタート。これまで休めなかった職場できちんと有給休暇が取れたり、年齢という理由だけで給与を抑制していた職場が同一労働同一賃金を徹底したりすると、相当に高い確率で給与費が上がります。これからは、ますます「人件費率、人件費率！」と、怖い顔をして看護の現場に迫ってくる経営者や人事担当者が増えると思います（私も、その一人です……嘘です）。

●人件費率を重視するだけで組織運営ができる？

そこで、ダイバーシティ・マネジメントの成功モデルとされる病院の、人件費率への取り組みに着目してみました。まずいえることは、決して人件費のテーマから目をそらしていないこと。そして、ナースの働きやすさの前提として、経営サイドも稼働病床数や新たな収入獲得の取り組みといった経営目標をきちんと伝えていること。さらに、**ナースと経営サイドだけではなく、患者さんを含め三者がWIN・WIN・WINにつながるシナリオ**に沿って取り組みを推進していることです。

その結果、こうした成功モデルでは、看護職の給与費が病院全体の収入に占める比率は、ダイバーシティ・マネジメントの推移に関係なく、ほとんど一定の比率で推移しているようです（次頁グラフ）。そして、成功モデルが成功モデルたる核心はここからです。この病院では、**人件費率が上がっていないというだけでは人件費管理としては不十分であり、間違った結論に導かれることさえある**というのです。どういうことなのでしょうか？　パソコン画面で経営指標を追いかけているだけの人にはわからないかもしれませんが、いつも現場に目を向けている人であれば、次の事例だけで簡単に理解してもらえるはずです。

●再び、年代別ピラミッドの話

ナースは女性中心の職種ですから、出産・育児等によって大量に職場から離れる人が出るのは避けられません。さらに中堅看護職が育休を機に離職し、それを新卒者で補充する対応が常態化している病院も少なくありません。給与が一定額まで上がっている中堅看護職が給与単価の低い新人に置き換わると人件費は低下する。しかし、これでは育成にかけた費用を回収できぬまま、再び新人に膨大な育成費がかかるわけで、実態は大変な経費ロスとなります。**新卒採用者を中堅層に育成するのにかかった有形無形の投資は、財務諸表の人件費率に現れない**はずです。さらに、看護部の実力低下は、新たな収入獲得にも悪影響を及ぼす可能性が高いです。

成功モデル病院の収入と月平均給与費の推移

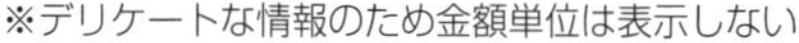

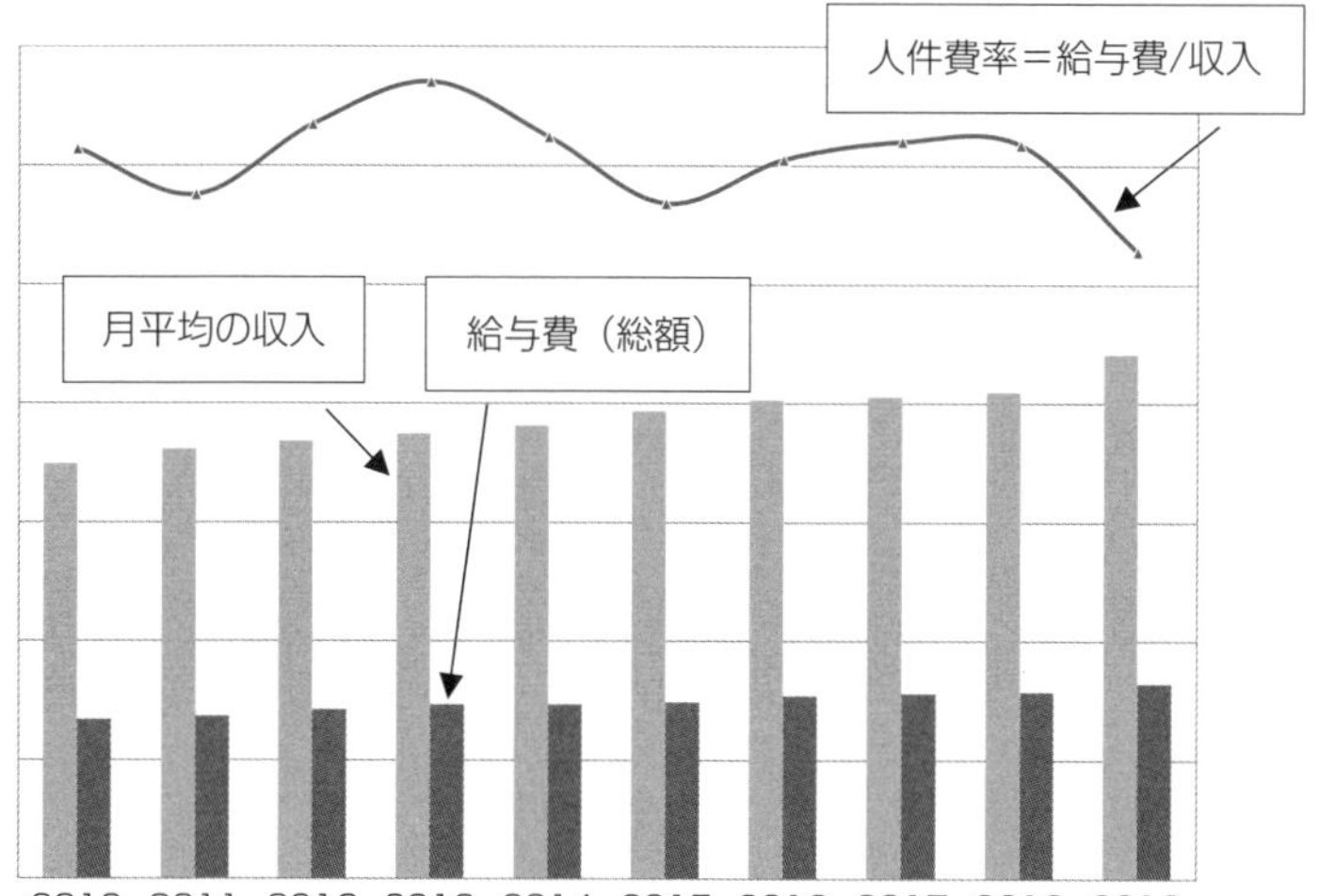

- 給与費は増えるけれど収入はもっと増えるから、働く側も雇っている側も元気になる
- 「人件費率に注目するのは利益率を高める（利益を増やす）ためであって、給与を引き下げるためではない」さらに「利益を増やすのは将来に投資するため。患者さん・働く人・経営者みんなが満足できるように」……経営に関して話すとき、私たちが常に忘れてはならない考え方

これに対して、成功モデルでは反対の動きが起こります。たとえば、育休から復帰した主力が成長を続けて看護部機能を高いレベルで保つことができれば、**育成コストも新人採用コストもロスがないまま、新たな収入を確保できる可能性が高まる。給与費総額は増えても対収入比は低下する**わけで、そこで確保できた経営的なゆとりは、看護職にフィードバックされるかもしれない。こうなると患者さんにも優しい病院運営を期待できるので、「マネジメントに関係するみんなが満足するとき、大きな経営効果が生まれる」という、P・F・ドラッカーのマネジメント理論に沿った職場ができあがります。あとは、正のスパイラルを推し進めていくだけです。

【PART1】では、組織を安定して運営するためには年代別ピラミッドを意識することが大切だと訴えました。**「年代別構成がピラミッド型＝育児世代が中核」の組織は、25歳以下の若手が極端に多く中堅世代が少ない組織と比較して、経営面でのロスが発生していない**ことになります。新人を懸命に育成して一人前にするまでの費用が失われていないからです。20代が極端に多くて30〜40代が少ない組織ではなく、中核となる30〜40代が最も多く、**年代別グラフできれいなピラミッドを描く組織の場合、実は人件費率という点でも強い**のかもしれない。成功モデルの隠された秘密といえそうです。

●給与費が同じまま人件費率もそのまま……実践では大問題

最後に、人件費対策において、私たち人事担当者や看護管理者が犯しがちな致命的な2つのミスについて紹介します。一見、当たり前のことをしているようですが、実は相当にまずい。もし、遭遇することがあればすぐに止めていただいたほうがよいと思います。

一つは、現場に対して「人件費が……」と迫るにもかかわらず、「こうすれば大丈夫！」という対策を提示できないことです。危機意識を高めて頑張らせるねらいなのでしょうが、現実には高い確率で組織全体の士気を大きく引き下げます。これが、たとえば車を販売する会社であれば「頑張って販売しよう」という目標をすぐに共有できるのでまだよいのですが、看護の現場では目標を立てづらいだけに混乱を招くだけなのです。**目標がわからないまま人件費率だけが独り歩きすると、働く人たちはコストカット対策へと進むリストラをイメージ**します。人がいなくなれば確実に人件費率は下がりますから。そして、「うちの病院は危ないのではないか?」と思う人が高確率で出て……もういけません。こうなると、不安の中で働くのでパフォーマンスが落ちる……最悪です。もう一つは、私たちが人件費率管理に没頭するあまり、総額給与費の増加を恐れすぎることから起こるミス……給与が上がらないような対策を考えることです。ナースの立場からすると、給与が上がらない組織で喜んで働く人などいるはずがありません。その結果、一つ目のミスと同じく現場の心が離れます。やはり、**病院全体の収入が上がって、給与も上がるというのが健全な組織であること**を強く認識しておく必要があります。

●一度組織が傾くと……

さて、この二つを致命的なミスとする理由、マネジメント経験がある人ならすぐに理解してもらえるはずです。一度でも働く人たちの気持ちがマイナス方向に傾くと、その対応がとんでもなく難しいからです。離職は相当数出るでしょうし、採用市場でも苦戦します。この状況を元に戻すためには大変なエネルギーが必要になります。もちろん、エネルギーの中には相当な額のお金も含まれます。私たちが接しているのは「モノ」でなく「ヒト」、特に医療機関の場合、働く人の気持ちは経営を大きく左右します。表計算ソフトの中だけで人件費を語っていると大変なことになります。有名なセリフのとおり「事件は現場で起きている」のです。

PART6

組織とスタッフの信頼関係は〝定時退勤〟がカギ

――流行の人事制度より残業対策を大切に

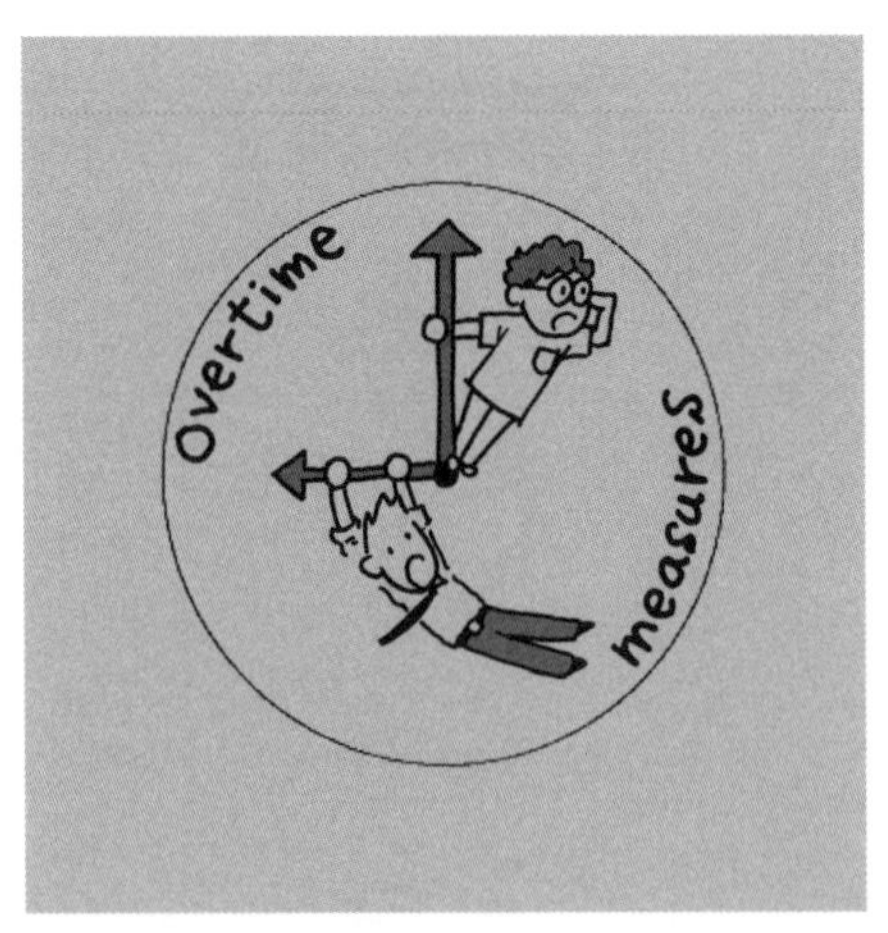

21 世紀に入って以降、看護労働、特に労働時間に関するさまざまな取り組みが進化しました。ダイバーシティ・マネジメントや WLB、さらに働き方改革と、まるで流行語のようです。その中で、何をしてもうまくいく看護部がある一方で、毎回、笛吹けど踊らず……看護部長さんの苦労が続く看護部もありました。結局、何が成否を分けるのか。1 つだけポイントを挙げるとしたら……。

私自身が、その答えを教えてほしいくらいです。ただ、2012 年以降、所属法人以外の看護部の皆さんとお話しする機会が増えて、なかには 5 年以上続けて訪問している県看護協会もあって、「結局こういうことではないかなあ」と思うことが 1 つだけあります。

あまりにも当たり前すぎることになりますが、経営者と労働者が交わす雇用契約書の中身について考えてみると、まずは「給料」、そして、次に書かれているのは、普通は「労働時間」です。つまり、成否を分けるのは、やはり労働時間なのだろうと思います。

労働時間を管理できなければ信頼関係が壊れる!

❖危機に陥った看護部

この相談は、ある県の研修会に参加していた病院から直接いただいた内容を加工したものです。今回紹介した相談の中で、最もシビアな内容となります。看護部長さんは、現場のために誠実に取り組もうとしたのに、深刻な事態に追い込まれてしまう……つらい話です。同じような心当たりがある病院はたくさんあるような気がします。少し長いですが、覚悟を決めてご覧ください。

Q24 育休から復帰したナースのためと思っていたのに……

(相談者：週休3日制の導入を目指す看護部長の浅倉さん)

私たちの病院には育児中のナースが多く勤務しています。育休から復帰したナースのほとんどが育児短時間勤務を選択するため、退勤後の夕方が人手不足になるという大きな問題を抱えていました。とても困っていたときに「週休3日制」のことを知りました。定時の17時まで働く代わりに、1週間に1日、平日の好きな日に休んでもらう。育児短時間制度と1週間の勤務時間は変わらないから給与も下がらないという魅力的な制度です。病棟師長や主任看護師全員が大賛成、さらに院長も全面的に支持してくれたので、私は事務部長と一緒に育児短時間勤務の人たちを集めて説明したのですが、予想外の事態が起こりました。

私たちの説明が終わったあと、南ナースが思い詰めた様子で反論したのです。

○南ナース「看護部長と事務部長を前にして言いづらいのですが、私は、もう退職する覚悟もありますので、我慢せずに申し上げます。うちの病院で、そんな夢みたいなことができるのですか？」

チームリーダーとして病院を支えてくれているナースからの思わぬ反応に、私は「どういうこと？」と聞き返さずにはいられませんでした。

○南ナース「育児短時間勤務の私たちは、毎日15時30分が退勤時刻なのですが、実際は多くの人が17時まで働いています。師長は帰っていいと言ってくれますが、人も少なくて帰れる感じではないのです。今度週休3日制で17時が定時になれば、フルタイムの人たちのように19時くらいまで働かざるを得ないのではないですか？　毎日延長保育料を負担して、小学校1～2年生だけで留守番させて……想像できますか？　**週休3日制は魅力的ですが、うちの病院では到底無理**ですよ」

苦労してきた南ナースからの冷徹な意見でした。重苦しくなった場を取りなそうと、事務部長が「いい制度なのだから前向きにやれないか」と話すと、今度は上杉ナースが手を上げました。

○上杉ナース「いい制度というのはわかります。でも……どうしても信用できないんです。私たちは、時間短縮した分、基本給を引き下げられています。だけど実態は定時まで働いていて、全部サービス勤務です。**育児短時間の名のもとで実質的に給与を引き下げて、役職者の皆さんは知らん顔をしている……みんなで〝ブラック育児短時間だね〟と呼んでいるんですよ**」

私と事務部長は、さすがに返す言葉がありませんでした。ものすごくショックで、その日は眠れませんでした。どうしたらいいでしょうか?

A◀◀◀

私は「本音で不満を打ち明けてくれたこと＝病院への期待が残っていることなので、まだまだ大丈夫」とお伝えしました。ただ、早急に対応しないと……のんびり構えていたら大変なことになりますので、今後の対応を協議しました。

浅倉看護部長はすぐに行動を開始しました。院長・事務部長と相談して週休3日制の導入を見送り、その代わりに育児短時間勤務の職員一人ひとりと面談を開始しました。**面談には事務部長も同席し、大変なストレスの中で働いていた育児短時間勤務のスタッフの気持ちを解きほぐす**ことから始めました。また、各病棟の師長・主任に対しても、管理の不手際と責めるのではなく、**看護管理職の置かれた厳しい実態に寄り添う対応**を行いました。

その結果、浅倉看護部長は何とかこの危機を乗り越えることができました。半年後、週休3日制の導入にも成功……今では育児短時間勤務者のうち相当数が週休3日制に移行し、次のステップアップを目指しているそうです。雨降って地固まるという結果になりました。

どんなに**優れた人事システムを用意して熱く理想を語ろうとも、勤務時間管理、特に超過勤務対策に漏れがあると大変な事態に陥りかねない**という事例でした。決まった時刻に帰宅させる、居残りさせた分のお金を支払うというのは労働条件の最低限、基本中の基本なのですから、ここが崩れると信頼関係が崩壊していまいます。信頼関係がないと、何をしても……まあ無理です。

❖ 成功している看護部が一番大切にしていること

「この答えは【PART6】で……」と予告したとおり、成功病院が行った決定的な取り組み……育休から復帰したナースが「中核スタッフに育っていく」「早く夜勤に復帰する」「育児理由の離職が発生しない」一番の理由を紹介します。実際に育休から復帰した後、育児ブランクを乗り越えて活躍しているナースに尋ねたところ、ほとんどの人から同じ答えが返ってきました。

育休から復帰後、今に至る過程で、重要だったことを一つだけ挙げてください。

○**夕方、定時に帰宅できた**ことです。残業がないこともそうですが、特に定時時間後の業務研修がなかったことが最も大きかったです。

○研修に出られないと「自分は落ちこぼれてしまった」と思います。でも、保育園の延長保育や小学校の学童保育で、そんなに遅い時間まで頻繁に預けるというのは無理です。**定時後の研修ばかりだったら、ある程度キャリアを諦めていた**と思います。

○働く時間が短かったり夜勤ができなかったりしても、うちの看護部の研修は定時内だから、何とかみんなが受講できる。すると**仲間に入れた感じもするし、業務で役に立てる場面も増えて嬉しかった**です。

あまりに簡単すぎる内容にガッカリしたかもしれません。でも、これが現実……特別な取り組みより当たり前のことを当たり前に……です。もちろん、成功病院が行っていることは、定時内研修だけではないのですが、その取り組みの根っこに**「勤務時間を守る」という徹底した意識があるからこそ、さまざまな新しい取り組みに対して、現場のナースが信頼して対応して**くれるのでしょう。

看護管理職から、「子育て中の人は頑張ってくれない人が多い」という嘆きを聞くことがあります。しかし、「ナースには自己啓発が必要だから、定時後の研修は当然だ」「患者さんのために、定時後の居残りは仕方ないでしょ」という認識が、頑張りたい人たちの希望を無残なまでにつぶしてしまうこともあるのだと思います。もちろん、「その人たちは全員辞めてくれていい。人は余っている」という病院でしたら、無視してもらっていいのですが、さすがに、そこまでゆとりがある病院はないはずです。

最低限の研修を定時内に行うだけでも、一定の成果は期待できます。定時退勤対策は、特に育児中の女性が多い職場では確実に大きな成果を上げますから、最優先でお願いしたいです。

ちなみに、この提案に沿った対応を看護部長さんがしようとしたところ「今の人たちはいいなあ。私たちの若い頃は、そんなに優しくなかった」という反対の声が沸き起こった病院があったそうです。その場合「あなたたちは、若い人たちと比較して年金ですごく優遇されている。これから若い人たちに支えてもらうのだから、これぐらい我慢しなさい」と言い放ってくださいい……反論できないはずです（ここ、大げさに書いていますからね。そのとおりにはしないでくださいい。大変なことになります）。

ストレスチェックの結果分析で残業対策の重要性がわかる？

❖サラリーマンがストレスを回避するテクニック

２０１５年12月以降、法律に基づきほとんどの医療機関で実施されている「ストレスチェック制度」。現場で働いているナースの皆さんの中には、職場のストレスというと、ハラスメントや上司・同僚との人間関係を思い浮かべる人が多いかもしれません。たしかに逃げ道のない過酷な勤務を強いられているうえに、上司や同僚との関係性が悪化すれば、深刻なストレスとなることは間違いなさそうです。しかし、次のようなケースはどうでしょうか。

厳しいノルマや競争の課せられる過酷な職場であっても、自身で仕事のやり方を調整できるのであれば、深刻なストレスを回避できることもあると思うのです。私が会社員だった頃、午後になると「行き先は新橋（?）、そのまま帰宅」という利根川課長（仮名）の謎の行動に時々遭遇しました。今にして思うと、とても過酷な勤務環境にあった利根川課長は、**自身の裁量で仕事量と時間を調整することで、巧みにストレスをコントロール**していたのかもしれません（持ち上げてますけど適度に手抜きしてたってことですよ）。

❖定時退勤を徹底する看護管理職はスタッフのストレスを大きく軽減する？

一般的な病院で働くナースの皆さんは、利根川課長のように、仕事量と時間を調整するテクニックを使えません。目の前に患者さんがいる以上、仕事量と時間を個々の都合で調整できるはずがないのです。仮に病棟師長が「みんな疲れているから、今日の患者さんには2割ほど手を抜いて対応しよう」などと話したら大変なことになります。また、ナースが自由な時間に出勤したり退勤したりすることも、基本的には無理です。病院で働くナースは他業種・他職種と比較して仕事の量や時間の自由度といった点でストレスが溜まりやすく逃げ場がないのですから、そのストレスを軽くしようと思えば、マネジメントを行う経営者や看護管理職が労働時間をきちんと管理するしかありません。

私の所属法人でストレスチェック結果の集団データを分析したときのこと、健康リスクが特に低い病棟がいくつかありました。その内容をみると「仕事量が多すぎる」と感じている人が非常に少ないのですが、実態は真逆で、とても忙しい病棟というのが法人全体の共通の認識でした。

一体どうして？　勤務関係の統計に注目して真っ先に気づいたのが、**ストレスチェック結果の数値がよい病棟では、定時後速やかに退勤しているナースがとても多い**ということでした。その傾向は当法人内の他部門と比較しても際立っていたのです。

「看護部が早い時刻の退勤を徹底できたら、ストレスからくる健康リスクを大きく引き下げられる可能性が高い」——ストレスチェックテストの集団データ3年分を分析した仮説をもとに、私たちは、退勤時刻管理の取り組みを継続して強化しました。そして、予想どおり、退勤時刻が早まった病棟の多くでストレスチェック集団データの結果がよくなりました。では、なぜそうなるのでしょうか？

❖チームで動く職場での居残りは厳しい……働く人の気持ちになって！

ナースは情報を共有してチームで行動するため、基本的に周囲とペースを合わせて働くことが多い職種です。帰宅時刻だってそう。**定時後の居残り1分1分がナースに与える精神的負荷は、私たちオフィスワーカー（事務系スタッフ）の比ではない**のです。しかも、多くは予定外の居残りです。さらに、女性比率の高い職種ならではですが、仮に17時30分の退勤が急遽18時30分に延びると、19時30分の夕食開始まで1時間しかない。買い物も調理も慌てて、時間がかかるシチューを中止して野菜炒めに変更したら、子どもたちがガッカリするかもしれません。これが結構なストレスであることは……出張日以外、子どもたちの夕食を担当している私にもよくわかります（著者の「頑張っている」アピールです）。

看護部への悪口……ナースは超過勤務に大らかすぎる？

❖深夜勤務後の残業ゼロ対策実施は絶対（……だと思う）

私が、２０１２年に日本看護協会からお声がけをいただいてから相当期間が経過しました。この間にたくさんのナース……特に看護管理職の皆さんとお話しして、私なりに理解した（つもりになっている？）ことがあります。それは「他業種の管理職と比較して、ナースは超過勤務を大らかに考えすぎている」です。もうそろそろ、真剣にマズいのです。もともと過酷な勤務を強いられているナースの場合、超過勤務対策を他業種以上に徹底しないと職場環境は悪化する一方となり、看護管理職の苦労も永遠に続く……それくらいの気持ちで懸命に働きかけてきたのですが……。当のナースの皆さんは「なるほど！」と反応されるものの、なかなかそこから先に進みません……ハラスメントや多様な勤務形態のような難しいテーマに振り分ける熱意が超過勤務には注がれていない気がします。

そこで、やや失礼なのですが、このような順番で、という取り組みモデルを資料にしました。**健康管理のうえで最優先であり、病院全体の理解と協力が最も得られそうな夜勤明けの超過勤務をターゲット**とします。即効性を期待できますから、この本の残りの提案を全部後回しにし

夜勤明けの超過勤務対策3ステップ

まずは	超過勤務時間短縮の取り組みの前に**超過勤務手当を確実に支払う**	**「もらうべきお給料がもらえない」というサービス残業は最悪** ・ナースの気持ちを落ち込ませる……そもそも違法である ・超過勤務の実態が表に出ないので、対策は後手後手に回る ⇒過酷な勤務が改善されないと健康被害を招くリスクが高まる
次に	丁寧に把握した**帰れない理由を組織全体で共有**	**献身的に居残り勤務してくれる人を責めるのは最悪** ・現場の看護管理職とスタッフだけでは、超過勤務の問題を解決できないような難しい事情があるかもしれない ・無理やり超過勤務を減らそうとしたことが原因で、万一、医療事故でも起きたら大変
最後に	超過勤務削減対策を検討・開始	**超過勤務削減の責任は経営サイド（部長以上）にある** ・対策は組織全体（看護部全体、難しければ病院全体）で立てる ・ナースは「仕事は終わり。帰宅しなさい」という師長・主任の命令に速やかに従う……ここが徹底できないと取り組みは失敗に終わる ⇒「超過勤務を命じるのは経営者」というルールを守ることが最も大切

てでも取り組んでもらいたいところです。

ちなみに、緊急時以外、深夜勤務明けの超過勤務がゼロになるくらいの成果を上げることができれば、その流れは強烈なメッセージとなり、必ず夕方や準夜勤務終了後にも波及します。当然、平均残業時間の短縮にもつながるはずです。

❖ 看護部長や病棟師長をディスる人事部門

最後に、わりと多くの医療機関で人事担当者から聞かされた、看護部（特に看護部長や師長）に対する内緒の嘆きをお伝えします。まあまあ失礼で言いすぎの内容ではあるものの、基本的には正論だと思うので思い切って紹介します。相当にひどいことを書きますので、不快になる覚悟で読まれるか、読み飛ばすか……お任せします。

「看護部は、労働基準監督署をはじめとする行政当局が、超過勤務に対して厳しい指導を行う理由がわかってない」

「働く人が当局に通報して、サービス残業の実態が確認されたら、当局から速やかに支払い命令が来る……残業代不払いへの対応が厳格なのは明らかな人権問題だからだ。特に**深夜勤務明けは、看護管理職が退勤後という可能性もある夕方の居残りと異なり、師長や主任は、目の前で居残りしているナースを確認できる**状況にある。看護管理職の命令によるサービス残業と指摘されたら、追及を免れない」

「自分の責任で居残りを指示しているのに超過勤務を申請させない＝その人の大切なお金を横取りしているようなもの……だから、当局の厳しい指導を受ける」

「取り扱う法律の種類が違うけれど、ハラスメントと比較してほしい。パワハラよりひどい人権侵害行為と指摘する人もいるんだから……」

書いていてつらくなってきました……。超過勤務に大らかであってはいけません。何とかお願いします。

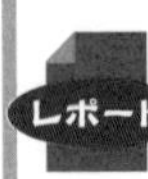

ナースの残業について考える

さて、ここでプロローグを思い出してみます。「ナースは忙しい！　と聞かされるけど、銀行・マスコミ・流通……ナースだけじゃなく、みんな大変なのではないですか？」と話した県庁の川藤さん（Q04）、「月100時間を超す医師と違って、ナースの平均残業時間は20〜30時間……大騒ぎしすぎだよ」と指摘した総務部長の江夏さん（Q05）……彼らが「やっぱりナースは大変。残業対策は特に大事だ！」と納得してくれた話をまとめました。ナースだからかえって気づかないナースの大変さに気づいてもらう、人事部門と交渉するときのポイントを知ってもらう……そのためのレポートです。

●病院の事務系スタッフとナースの比較

一度、皆さんが在籍している病院で、残業中の事務系スタッフの様子を覗いてみてください。診療報酬や患者さんの対応にかかわる医事課よりも、総務・労務系がおススメ。17時が定時なら、16時50分くらいがいいかもしれません。病棟との大きな違いにすぐ気づくはずです。まず、第一に申し送りがない。そして、残業になったときの空気が病棟よりも緩んでいます。なぜなのか……。それは、自分である程度の計画を立てて残業できるからです。日々の仕事もわりとそうです。どの時間にどのような来客と応対し、オフィスワークの中でその日に何を行うのか、チームというより個人で行う仕事が多いだけに、**時間のコントロールに限った場合、裁量（自分で決められる範囲）がナースの皆さんより相当に大きい**のです。

ですから、ナースと比較して事務系スタッフのほうが超過勤務を苦にしない人が多い。むしろ、日中のようにお客様や電話への応対はなく、看護部の怖い（?）皆さんの訪問を受けることがない分、リラックスして仕事ができます。私など、休日体制で外来診察のみ行っている土曜日には、最も仕事がはかどるくらいです。看護部と比較して、事務系スタッフの残業時間が長くなるのはある意味当然といえます。

そんな病院の人事部門（＝事務系スタッフ）に対して、**平均残業時間でナースの大変さを伝えて交渉しようとしても、むしろ逆効果**。「ナースは楽なんですね」と誤解されかねません。今、働き方改革法で超過勤務の上限が45時間に設定され、これを超えると労働者に対して一定のサポートが必要となりましたから、平均残業時間のデータを元に人事部門とスタッフ増員等の交渉を行うのであれば、平均30時間はほしいところです。

●工場労働者（製造業）とナースの比較

ナースの平均残業時間に注目する場合、オフィスワーカーではなく工場で働く人たちと対比すると、その過酷さがよくわかります。工場（製造業）では、皆がチームになって工程も緻密に管理されているので、労働者の健康管理のため、平常時は始業と終業の時刻が厳しく管理されています。夜間業務の引き継ぎ（朝礼）から始まり、夕方まで一連の業務の流れがきめ細かく管理されて、チームで動くことが多いナースと共通点は多いように思います。

両者の残業は、自分の意思で決められないことも多いので、オフィスワークよりハードなことが多い……仮に、そんなナースの皆さんの平均残業時間が月20時間と聞けば、工場で働く皆さんは、その過酷さをすぐに理解するはずです。さらに、ナースは1日の細かなタイムスケジュールに加えて、患者さんの急変に対応したり、新たな患者さんを緊急で受け入れたりと、予期せぬことがたくさん起こります。これで毎日定時退勤できないのであれば、非常に過酷です……という感じで、ナースの大変さを伝えることはできるのですが、もう少し簡単・スッキリといかないものか……いい方法があります。

●大変さがダイレクトに伝わる、夜勤後の残業

さて、プロローグに登場した県庁の川藤さんと総務部長の江夏さん。基本的にお二人とも聡明な方ですから、次の1点で納得されました。**同じ残業でも、日勤と夜勤では深刻さが違って当たり前**という実態です。仮に1カ月に20日出勤して月20時間の残業だとインパクトは薄いのですが、20日の出勤のうち10回が夜勤となれば、状況は一変します。夜勤は勤務人数も少ないため、仕事が終わらなくて毎回2時間居残りして合計20時間、同じ20時間でも全く重みが変わってきます。江夏部長は「夜勤明けにそんなに居残りしているのか！」と絶句しました。

実は、製造業でも24時間稼働の工場は、夜勤を普通に行っているのですが、ナースのように少人数で夜勤を担当するわけではなく、基本的に日勤と同じ体制・同じ仕事内容です。これに対してナースの夜勤は、重症度の高い患者さんが多く、急変の可能性があり、救急患者の受け入れもある……命を守る仕事を少人数で行うのですから、誰が考えても過酷です。さらに工場では健康被害が発生しないように終了時刻を分単位で管理しますから、基本的にナースのような2時間居残りは発生しません。ですから、**夜勤だけに注目した残業情報を伝えるとナースの過酷な勤務実態が鮮明になる**のです。

ナースの皆さんが、平均残業時間や有給休暇消化日数など、他職種と同じようないわゆる〝定番データ〟だけに注目して人事交渉するのは正しくないかも……本当に深刻なこと、大変なことは何かと考えて、ナース用の勤務統計を活用することをお勧めしたいです。

エピローグ

専門知識より普通の感覚

——優しい人を大切にするというシンプルな目標で

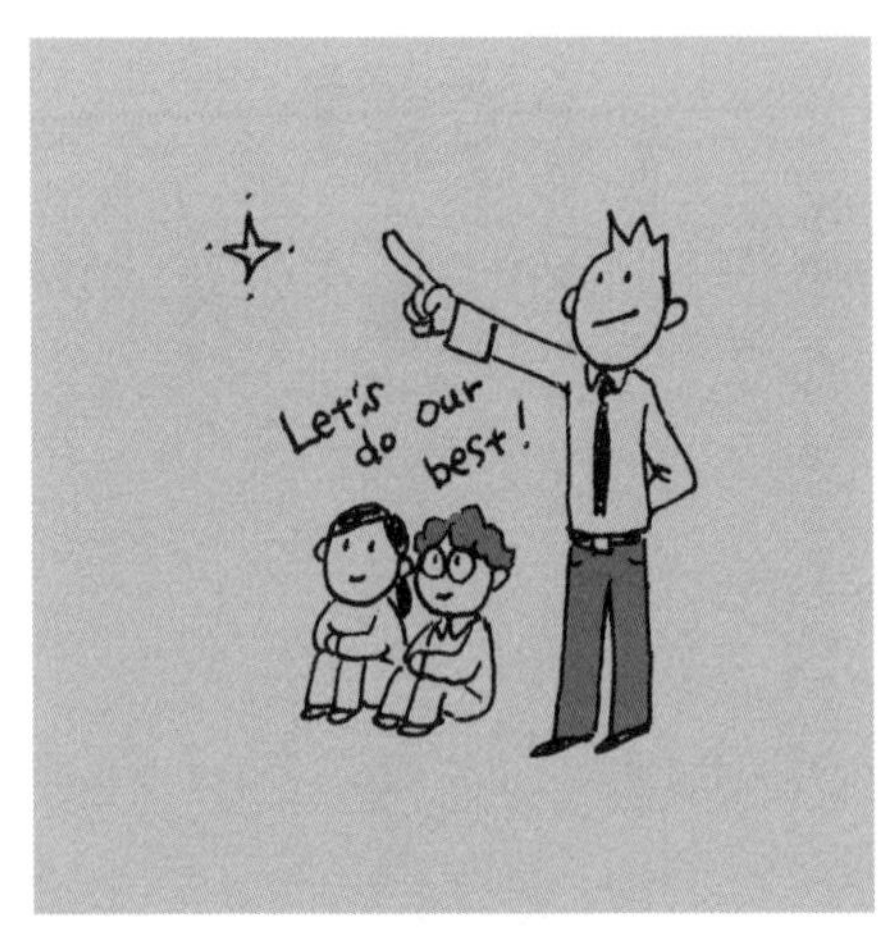

さて、働き方改革、ダイバーシティ・マネジメント、ハラスメント対策など、最近、注目されている人事テーマについて、事例とともにポイントを整理してきました。エピローグの段階で言うのも申し訳ないのですが、私がそれらしく書いてきたことは、特別の専門知識を必要とするものではなく、みんな当たり前で普通のこと……簡単なことばかりです。

皆さんに注目してもらおうと、新しい言葉を使ってはみたものの、その内容は、少なくとも私が社会人になりたての1990年代には、すでに話題になっていたことばかり。職場で先輩や同僚と話していたことが、そのまま書籍になっているようなものです。一つひとつのテーマにはそれなりの解答があって、高い確率で成功する方程式のようなものも確立されています。適切なやり方で粘り強く頑張り続ければ、たいていうまくいきます。

というわけで、ここでは簡単におさらいだけをしてみます。どちらかというと、気構えを書いたようなものですから抽象的なところもあります。軽い気持ちでご覧ください。

普通の感覚でやればいい

最後の相談メールです。今までのお悩みと比べると、やや微笑ましい内容（ご本人にとっては深刻です……スミマセン）となりますが、真面目に考えすぎたがゆえの悩みを象徴している内容でもあります。

Q25 気を遣ってくれるのはありがたいけど、私の自由はどこに？

（相談者：首都圏で働くベテランナースの仙道さん）

私は、勤務開始の1時間くらい前には職場に着いて、ネットニュースを見たり、コーヒーを飲んだり……その後、ゆっくりと夜間の看護記録を読んで、空気になじんでから勤務を開始するのが好きです。出勤時間が早い分、電車も少しだけ空いていますしね。ところが「看護部の始業前残業はダメ！」と言われて、始業20分前より早く職場に入れないルールになりました。同じように考えていた仲間たちと看護部長に抗議に行ったら**「だって始業前残業の分、超過勤務手当を支給しないといけないから……この前の院内研修で労務専門の先生から指摘があったでしょ」**と言われました。

うちの病院は職員数にもゆとりがあるので、もともと、そんなに残業はありませんし、何かやりすぎという気がします。だいたい、始業前残業って何なのですか……変な言葉です（居残りしていないのに残業って）。私は、超過勤務手当に期待して早く職場に来るのではありません。新しい出勤ルールになってからは、20分前に来て混み合った更衣室で一斉に着替えて、夕方の定時が来たら、またまた混み合った更衣室で着替えてから一斉に帰宅……。「私たち何だかロボットみたいだね。ヒラのナースに自由はないの？」と話しています。以前のように大らかで自由な職場に戻ってほしいです。何とかならないんですか？

A

お気の毒としか言いようがありません。何とかなるに決まっています。私も働き方改革法関連の研修会に出席したことがあり、講師の方から同じような発言を聞きました。「ナースの皆さんはみんな制服を着ていますよね。制服着用が義務なのであれば、更衣の時間も労働時間です。給与支払の義務がありますよ」……会場内は「え～っ」です。慌ててメモを取る人もたくさんいました。仙道ナースの病院に来られた講師の先生と進め方がちょっと似ていませんか？

実はこの話、講師は、時間管理が雑な医療機関に少し刺激を与えたかっただけなのだと思います。もともと医療関係者は働きすぎる傾向にあります。特にナースの皆さんは、「情報収集」という言葉のもとに、始業9時であれば8時前には職場に来て、自己責任で勤務の準備を整えることが当然……みたいな空気がありました。

暗黙の了解で、看護部全体にそんな習慣が定着していたら、所定労働時間を1時間多くしているようなもので大問題です。**「始業前残業は当然、超過勤務手当の対象」という指導は、そうした悪しき慣習を正すために行われた**ものと推察します。ところが、お灸が効きすぎた医療機関で、超過勤務手当の話が独り歩きを始めて、今度は「1分でも早く出勤したら、全部超過勤務手当を寄越せ」という看護部の主張が始まりました。そうすると経営サイドも対抗しようとして早めの出勤をブロックする……**まるで昭和の労使闘争が令和に蘇ったかのような職場です。もはや経営サイドは看護部への信頼などゼロ、悲しい話**です。仙道ナースの所属する病院は、もともと優しい職場で、暗黙の1時間前出勤などという状況にはなかったわけです。看護部長は「早く病院に来るのも、ゆっくり来るのも自由。ただし、勤務開始は定時からなので超過勤務は必要ない」くらいの注意喚起でよかった気がします。

働き方改革だろうがＷＬＢだろうが、とにかく普通の感覚でやっていれば……法律に違反するような深刻なケースに巻き込まれることはまずありません。真面目に取り組みすぎるのも考えものですよ。

目指すべきところは1つしかない

私の本業は採用（リクルーター）ですから、就職ガイダンスには必ず足を運びますし、就職希望で病院を訪れた人（全職種）とのファーストコンタクトも、自分自身で担当するようにしています。現場の意見はとても大切ですから、主任として活躍しているMさん（30代・子ども2人）に、どんな人に就職してほしいか、キーワードを3つだけ挙げてもらいました。すると速攻で**「優しい」「明るく元気」「一生懸命頑張る」**とシンプルな答えが返ってきました。看護の現場では、専門的な知識や技術など、さまざまな要素が出てくるように思うのですが、それは育成プログラムとチームマネジメントで十分にカバーできる……やはり〝いい人〟にチームに加わってほしいというスッキリとした回答でした（さすが、うちの主力です）。

これが現場の究極の生の声、そして組織マネジメントの核心だと思います。**〝いい人〟でいっぱいのチームを作り上げること……私たちが人事マネジメントに取り組む際の唯一の成果目標**です。どんなに先進的な理論を駆使して、周囲の医療機関が真似できないような人事システムを運用したとしても、〝いい人〟が加わって働き続けられるような形を保てなければ成果を挙げたことにはならない。戸惑ったり悩んだりしたとき、常に判断の基準にしてほしいと思います。

最後の資料では、ナースの働き方に関する重要テーマを示しています（色のアミかけは本書で強調して説明したもの）。とはいえ、どれか1つだけが特効薬として効くわけでもないでしょうし、一度うまくいったとしても、継続しなければその効果が薄れてしまうことだってあります。さらに、全部合わせても必要な対策の一部にすぎないのかもしれません。

ただ、本編でも述べたとおり、30年前も今も大切なテーマは変わっておらず、成功率が高い

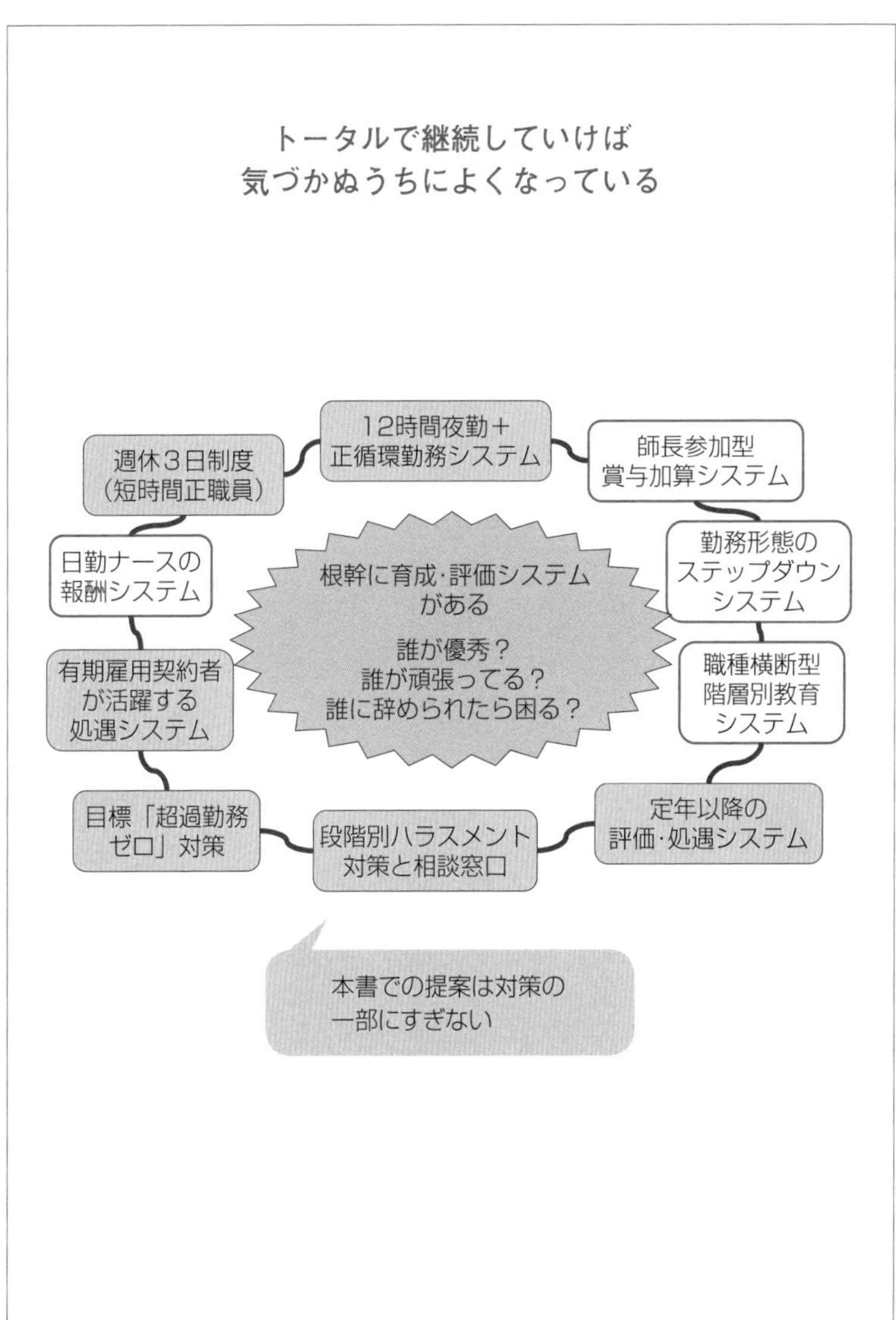
トータルで継続していけば
気づかぬうちによくなっている
12時間夜勤＋
正循環勤務システム
師長参加型
賞与加算システム
勤務形態の
ステップダウン
システム
職種横断型
階層別教育
システム
定年以降の
評価·処遇システム
段階別ハラスメント
対策と相談窓口
目標「超過勤務
ゼロ」対策
有期雇用契約者
が活躍する
処遇システム
日勤ナースの
報酬システム
週休3日制度
（短時間正職員）
根幹に育成·評価システム
がある
誰が優秀？
誰が頑張ってる？
誰に辞められたら困る？
本書での提案は対策の
一部にすぎない

手法はある程度確立されているように思いますので、それぞれの取り組みを連動させて継続してほしいです。すぐに目に見えるような成果が出なかったとしても……上流からきれいな水が流れ続けていれば、いつか必ず川全体がきれいになるものです。そして、下流の大きな流れは、キレイになり始めてもしばらくは気づかないものです。人事システムを手がけるということは、上流からキレイな水を流し続けることだと思うので、我慢して頑張らないといけません。「あきらめたら、そこで試合終了」ですからね（有名な作品の名言です）。

緊急時に求められる〝手続き省略〟と〝期間限定〟

この本の原稿が仕上げに入った２０２０年4月、新型コロナウイルス感染症の問題は、依然として先が見通せない状況です。３月以降、大変厳しい状況におかれている医療機関のニュースに触れる機会が増えています。その中には、私が看護協会の関係で大変お世話になった方が在籍されている施設もあり、何かできることはないかと考えるものの、急激に発生した医療現場の困難に対して人事制度は無力です。目の前の問題への対策を考えているうちに、また、次の問題が発生するような状況だからです。それでも、今も医療の現場では、たくさんの人たちが平常時と変わることなく24時間体制で働き続けています。「すぐに」「早く」「何にでも」……

現場を支えることに特化した非常時のための対応を行うことが、組織マネジメントを担う側の最低限の役割となります。

❖SOS相談窓口（緊急時用）――スタッフのあらゆる相談に速やかに応答する

新型コロナウイルスの感染がここまで広がったのですから、医療機関で働く職員にも家族・知人等の感染（疑い）に関連して、急な休暇や自宅待機が必要になるケースが出ているでしょう。また、医療関係者に対する心ない言動が報道されていますが、ニュースにはならないくらいの小さな悪意で苦しむケースのほうがはるかに多いはずです。個人情報として同僚に知られたくないような悩みを抱えていることも想定しておく必要があります。

日頃から看護師長や主任の皆さんが個々のスタッフの相談にきめ細かく対応していることは、よく承知しています。しかし、緊急時には、組織全体を対象としたSOS相談窓口を設けて、対応スピードを早めたほうがよいケースも多いはず。それに、そうした窓口は師長・主任の業務負荷を軽減することにもなります。何より、組織全体としてスタッフを支える姿勢を示すことで、スタッフも少しは安心できるかもしれません。私が住む鳥取県は全国の中では平穏とされますが、実は、私たちの病院でさえ、多くの相談が届いています。この相談窓口の重要性ははっきりとしています。

ここで気づいた人もいると思います。日本看護協会をはじめとして、緊急時には公的機関等が相談窓口を設けているのですから、それを職場内に設けて広報するだけのことなのです。公的な窓口も大切ですが、身近な窓口はもっと大切。最優先・最低限の取り組みです。

❖期間限定ならフレキシブルに何でもできるはず――現場を信頼して

有給休暇の30分単位行使やフリータイム（出退勤時刻を自在に調整）、週休3日制～4日制～5日制まで、何でもやってみたらどうでしょう。平常時なら、就業規則や労使交渉といった諸手続以前のテーマ（24時間体制という制約ゆえに、検討するまでもなく導入を見送ってきた人事制度）であっても、非常時なのですから、思いつく限り柔軟で便利な働き方を適用したいところです。また、手続きにかける時間もないので、トップと協議したうえで躊躇なく対応していかないと、現場の皆さんは不安ですし、全く間に合いません。

こんなとき、医療関係者であれば優先順位の判断を誤る人はいないと思いますが、それでも、組織の秩序が保たれない不安を抱くのであれば、たとえば「5月1日～31日まで特別対応」というように期限を切ると安心です。給与計算をはじめとした労務管理だって、給与支払日までに帳尻を合わせればいいのですから、何とか対応できます（極論すれば、多少帳尻が合わないときは、さらに後で相談すればいい）。緊急事態なのですから、まずは現場のために〝やれることを全部やる〟、ルール整備や給与支払方法など細かなことは、あとから順次案内、くらいの気持ちで臨んでほしいです。

❖現場の覚悟を求める指針……厳しい場面は必ずある

最後に、現実を直視しましょう、という話です。ここまでに紹介した対応を整えたとしても、厳しい状況下では大した力にはなりません。必要なときには、長期休暇中の人や短時間勤務の人への勤務要請さえあり得るのです。ですから、いきなり長時間の超過勤務や大規模な部門間応援をお願いする可能性について、現場の人たちに繰り返し伝えておくことは、やはり大切な対応となります。医療機関で働くのは基本的に高いモラルをもった人たちですから、こうした声かけだけで、それぞれが十分な備えをしてくれるはずです。

なお、現場の厚意に頼るのは、組織マネジメントを担う側として基本的には拙いやり方だと思いますが、非常時には頼らざるを得ない以上、私は、厳しい可能性を伝えておくことがフェアな対応だと思います（ここは判断が分かれると思います）。そして、今回の非常事態への貢献に対して、将来、平常を取り戻した時点で処遇等でしっかりと対応していくという指針も出せるとベストです（ここも、そんなに簡単でないことは承知しています）。

❖情報発信はわかりやすく、繰り返し行う

ところで、「ここで書かれた内容は日頃から周知していた内容ばかりです」というリスク管理体制の整った医療機関もあると思います。それは素晴らしいことですが、緊急時には、繰り返しであろうと、わかりやすいメッセージを発信し続けたほうがよいと思います。組織が大きく職員数が多くなればなるほど、情報発信サイドが思うほど情報は現場に伝わっていないものです。非常事態が今後3カ月続くのであれば、あと3回同じことをアナウンスしたうえで、「状況に変化があれば速やかに新しい対応を取ります。大丈夫です」というメッセージを伝えるだけでも、現場のスタッフの不安は減っていくものです。

❖危機に備えた人員計画を本格稼働させる

今は考えるゆとりがないかもしれませんが、私たちがおかれている状況は、緊急対応だけで乗り切れるほど甘いものではなさそうです。出口が見えないのですから、今後1～2年、要員不足に陥らないような強力な備えが必要です。

日頃から「全員が有給休暇をフルに使える、いつでも勤務時間数や夜勤回数を調整できる、もちろん、患者さんにもゆっくりと対応できる」という指針で組織運営を行っていた病院では、

混乱は最小限に抑えられているようです。育児・介護支援としてだけではなく、「ＷＬＢ＝リスク管理」として、人員計画の中核においた組織運営をしておくことで、この緊急事態においても、看護部は非常に冷静で落ち着いています。そんなＸ病院で人事部長を務めるＹさんは「医療機関の機能停止は許されない。普段は過度なくらいの危機意識で強力な体制をつくり、緊急時は逆に穏やかなくらいの準備で臨まないと、リスク管理は難しい」と話しています。では、体制拡充しているＸ病院の人件費は増えすぎていないのでしょうか？　Ｙ人事部長の回答はいたってシンプルでした。「人件費コントロールは最低限。育成・評価から賃金まですべて駆使して、スタッフのやる気と経営を両立させてこそ人事システムですよね。うちは、まだまだ頑張らないといけません」とのことです。

＊

以上、非常時に即効性が高く確実な効果が見込める取り組みに絞って紹介しました。専門的な知識や準備は要りません。必要なのは「気持ち」だけです。この書籍は２０２０年夏に発刊予定です。「すでに必要のない情報を語ってますね」とディスってもらえるくらい、普通の暑い夏が訪れていることを切に望みます。

道を切り開くくらいの気持ちで……

最後の最後です。原稿段階で、編集のTさんから「前作のあとがきと内容が一緒ですよ」と指摘されたのですが……実は、2012年以降、私がナースの皆さんの前でプレゼンテーションを行ったすべての講演で、パワーポイントの最終画面は全く同じなのです。やはり、基本的な考え方は変わりませんから、今回も代わり映えしないポイント整理で終わりたいと思います（Tさん、せっかく教えていただいたのにすみません）。

①どのような職種・職場でも、**頑張ってくれる人は大切な存在**です。誠実に頑張ってくれる人を簡単に辞めさせてはならない（誠実でない人はちょっとくらい辞めてもいい）。子どもがいるとかいないとか、介護、年齢、体調など、そんな理由で大切なスタッフが辞めていくのは悲しすぎます。

②今、**目の前で頑張っている人を大切にすることを一番に考える**、それが、新しく入る人を大切にすることにつながりますし、一番の採用対策です。大切なスタッフが安心できない病院は、患者さんにとっても、安心できない病院なのかもしれません。

③近年は、働き方改革に代表されるように、すべての業界で〝労働〟に注目が集まっていま

す。ただ、24時間365日の集団労働のうえ、日中と夜間で体制も職務内容も変わる。そして、女性中心……そんな職種はナースくらいです。**看護労働に一番通じているのは、やはりナース。答えは現場のナースが知っている……というプライドで臨んでもらいたい**です。

④日頃の難しい医療の課題を思えば、少なくとも、この本に書かれたテーマは**最初から正解が見えている**簡単な内容といえないこともないのです。自信をもって取り組んでください。きっとうまくいくと思います。

＊

さて、何とか書き上げることができました。これも、たくさんの相談メールをくださった皆さんのおかげです。ただ、1つだけ申し添えておきたいことがあります。私は、相談をくださった人には、多少時間がかかっても必ず回答しているのですが……なぜか、既読スルーの比率が半数を超えてしまうのです。アドバイスが正しかったのかどうか、微妙に気にしていますから、うまく乗り切れたときは、その結果などを教えてもらえるとうれしいです。

■著者紹介

竹中君夫（たけなか・きみお）

社会医療法人明和会医療福祉センター

サステイナブル本部統括主幹［人事・人財育成領域］

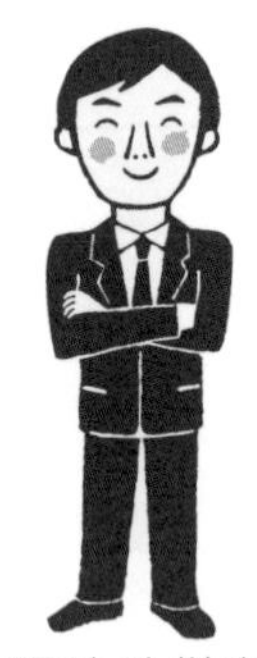
イラスト：しおたまこ

1988年広島大学文学部言語学専攻卒業後、株式会社日立情報ネットワーク（現：株式会社日立システムズ）へ入社。1996年社会医療法人明和会医療福祉センター（鳥取市）に着任し現在に至る。

2012年以降、公益社団法人日本看護協会において地域へのWLB普及推進委員会や看護労働委員会の委員などを歴任。また、所属する明和会医療福祉センターは2016年度厚生労働省「均等・両立推進企業表彰」ファミリー・フレンドリー企業部門厚生労働大臣優良賞を受賞（医療機関初受賞）。都道府県看護協会等が主催する研修会等で「ナースがやりがいをもって働き続けられる」ための取り組みを支援しており、訪問協会は30を超える。

2016年2月からは、日本看護協会機関誌月刊「看護」で「看護管理者が元気になる！看護と人事の協働で実現するWLB」を連載。採用、階層別教育、評価・処遇などを専門とする。

○著者へのご質問・お問い合わせ先（takenaka@mmwc.or.jp）

ナースの働き方相談室

看護部も経営者も気になるQ&A25

2020年7月10日　第1版第1刷発行　〈検印省略〉

著者……………竹中君夫

発行……………株式会社 日本看護協会出版会

〒150-0001 東京都渋谷区神宮前5-8-2　日本看護協会ビル4階

注文・問合せ／書店窓口：tel. 0436-23-3271　fax. 0436-23-3272

編集：tel. 03-5319-7171　web：https://www.jnapc.co.jp

印刷……………三報社印刷株式会社

　ISBN978-4-8180-2270-6

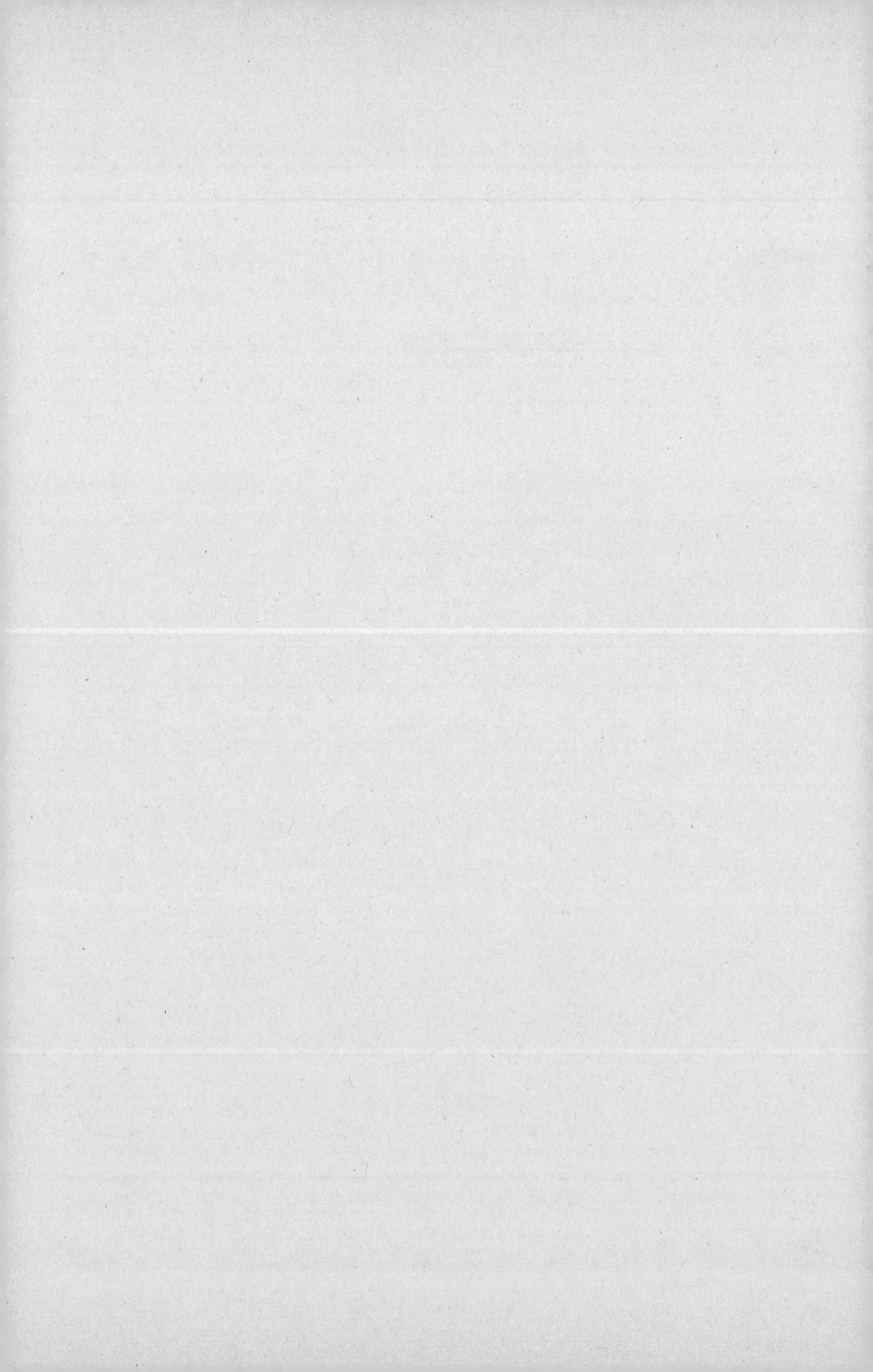